がんを産み出す社会

ジュヌヴィエーヴ・バルビエ 著
アルマン・ファラシ 著
天羽 みどり 訳

本の泉社

生きとし生けるものを育む母なる大地をヒトが荒らし汚し、みずからもその汚染の犠牲になっている。巨大な社会・経済システムを前に、世の中の流れを変えるのは無理。…とあきらめるのは早い。「私たち自身が真の問題の一部であって、私たち自身が解決策である」と、著者は言う。たとえば、洗剤を、食品を、モノを買う、議員を選ぶといった毎日の小さな行為に大きな意味がある。答えは「私たちのなか」にある。「あきらめることを拒否」しましょう。子どもたちによりよい未来をたくすために！

“La société cancérigène”

ISBN：978-2-7578-0462-9

Originally published in France in 2004 Editions de La Martinière
Japanese translation rights arranged with La Martinière Groupe

ISBN：978-4-7807-0953-7

訳者まえがき

日本の読者のみなさまへ。昨年の夏、パリの図書館でのことです。『癌を産む社会』というタイトル（原題）に惹かれてこの本を手にとりました。日本またはフランスで私が見てきたこと、薄々感じてきたことの全体像を描写しようとしているようでした。たとえば、かわいがっていた猫が死んでしまったけれど、それは家で使っていた殺虫剤のせいであったと話した友だちがいました。ある知人は、幼いころ育った田舎に行ってみると、今日では農家の人々がものすごい防護服に身を固めて農薬を撒いていると話していました。彼は、スイス方面の田舎に行くことがあって、そこに生息する鳥や虫を眺めたとき、自分の田舎にはもはやこうした小動物たちがいなくなっていることにあらためて気がついたと言いました。ふと気がつけば、まわりで癌にかかる人、癌で亡くなっていく人が多くなっていること……。

読み終わって、イメージ全体がはじめて明らかになったジグソーパズルの大きな絵を見せられた気持ちになりました。それは、わかっていたのに、無意識のうちに見ないふりをしてきた絵かもしれません。なぜなら困惑させられるイメージだからです。しかし、真実が描かれている。ひとことで言うとこの絵には、とくに第二次世界大戦のあと人間が進んできた道が描かれているのではないでしょうか。まちがった道を選んでしまったために、人間は自分たちだけでなく、まわりの動植物も巻き込み、水、空、大地を汚し放題汚してしまっている。それが自殺行為であると分かっているにもかかわらず、ブレーキがきかない車に乗っているかのように断崖に向かって突進をつづけている、そういう絵です。

それにしても日本とフランスはなんとよく似ていることか……。

フランスのことが書いてある本なのに、細部で多少の違いはあるとしても、これは日本のことかと思えるほどです。原子力発電所の数、農薬使用量の多さだけとっても、国の政策をみても、日本とフランスは仲良くならんでいるようです。すぐれた医療システムを備えていながら、フランスはヨーロッパで癌による最悪の死亡率を示しているそうです。日本では乳癌がとくに増えていると聞きます。フランスでの乳癌による死亡率は日本の8倍と最近の日本のニュースで伝えていました。本書では乳癌についてかなりページが割かれていますので、別の視点でこの病気を検討するうえで、日本の読者のみなさまには貴重な参考になるでしょう。

日本では、福島での原発事故を境に、癌をめぐる問題は、これまでよりずっと深刻な状況になってしまいました。放射能汚染による健康被害が加わったのです。家族を、子どもたちを守ろうとする女性、母親は、食物の放射能汚染に敏感にならざるを得ません。目に見えない、匂いもない放射能のせいで、毎日三度の食事に神経を使わなければならない女性たちの苦労はいかばかりでしょうか。

２０１２年夏、原発再稼働反対を求めるストをきっかけに、抗議活動に出る人が増えていきました。抗議運動が全国に広がり、それが今でもつづいているというのは、日本という国の国民性を思うと、ごくめずらしいことではないでしょうか。放射能から子どもを守るために勉強会を開いているお母さん方がたくさんいるそうです。放射能汚染問題だけでなく、これまでの社会や経済のあり方、人の生き方を見なおそうとする動きがたくさんの人々の心に根づいてきているようです。あるいは、原発事故をきっかけに、これまであった動きがいっそう活発になったということかもしれません。

これまで「しかたがない」と、たいていの場合あきらめて、黙してきた日本で、「ささやかでも自分にできること」をやっている人々が増えつつあるという事実はとても意味深いと思います。たしかに、なにかが変わりつつあるようです。抗議行動で出る人もいるし、毎日の生活のなかで小さな変化を実践している人もいます。こうした動きは日本でもフランスでもますます拡大していくようです。まだまだ小さな変化かもしれません。大きなメディアではほとんど報道されないので、ことさら目につくことはないかもしれません。しかし、これこそが今日の「困った」世の中を変えつつあるひとつの明るい現実でなくて何でしょうか？

最後に、本書の日本語版出版を即座に、こころよく引受けてくださった、本の泉社の比留川洋氏に心からお礼申し上げます。また佐川みかさんには、フランスの行政機関の名称や全般的な訳文について多大な援助をいただきました。この場を借りて深くお礼申し上げます。

序――愛国的な癌

2001年9月11日に起きたアメリカ同時多発テロ事件後まもなく、アメリカは《愛国的な消費》という新しいコンセプトを発明した。経済を活発にして、傷ついた国の士気を高めようと、もっともっとモノを消費しようというものである。スーパーマーケットのカートを押す市民は、ケチャップやDVDプレーヤーのために最後まで戦い抜く覚悟のある国民精神の先駆者、現代の英雄となった。いわば《野蛮》に抗して進撃する《文明》の側のカスター将軍（訳注：南北戦争時の北軍将校）のように。祖国アメリカに降りかかる災難に対して、アメリカ人がこのような救済手段に訴えていけない理由はないだろう。ひるがえって、フランスの健康問題を考えると、フランス国民の義務は、国家の経済繁栄、産業、研究の発展に寄与するために、殺菌された病院で癌に苦しむか、死ぬことではないかと思えてくる。その昔、我々の先人は祖国のために塹壕のぬかるみの中で死んでいったが、癌で死ぬことには、それと似たような栄光と悲惨がつきまとってはいないだろうか。癌もまたこうして愛国的なものになるのではなかろうか？　この疑問はショッキングかもしれないが、問いかけてみる価値はある。工業国フランス（訳注：フランスの人口は日本の約半分）は癌前線に毎年30万人もの兵士を送り込んでおり、その半分は戻ってこないのだから。

少なくとも200年以来、この病気はその恐ろしい支配力を、猛烈な勢いで、テンポを早めながら増大しつづけてきた。この国で、親類または友人を癌でなくさなかった人は誰もいないだろうし、短期的長期的に見て、このあまりに普遍的になった災いに対して多少とも脅威を感じない人もいないだろう。したがって、癌に対する戦いほど国民に反響をあたえる問題もまずない。問題の解決にとりくむ姿勢を示して安心させることは、国民の共感を呼んで、選挙民の票を必然的に引きよせる政治目標のひとつになる。この義務を果たさない国家元首はほとんどいない。ドゴール将軍は癌センターをいくつも設立したし、ニクソン大統領は癌に対しておごそかに宣戦布告し、ジャック・シラックは例外的ともいえる大規模な新計画を国の優先課題としてかかげた。この災難に対して、精力的に戦いを挑んだものの、その事実が忘れられた国家元首や政府が多数あったことは言うまでもない。しかし、記憶は失われている。

こうして私たちは長いこと戦っている。たしかにそうなのだが、この戦いに負けつづけているのだ。ちょっと意地の悪い人なら、ほんとうに適切な手段で戦っているのか、勝つ意志を真剣にもって戦っているのだろうか、と疑ってかかるほど負けつづけている。というのも、これほどのエネルギー、これほどの執拗さ、これほどの手段を投入しながら、あまりにもわずかな成果しか得ていないのだ。いったいなぜなのだろうか？　向かうべき方向、あるいは的を誤ったのだろうか？　あまりにも長いあいだ、まちがいのなかで凝り固まっていたのだろうか？　世界保健機関（ＷＨＯ）で吟味された基準によれば、フランスは世界でも最高の医療システムを持っていると誇れるほどだ。大学病院センターは質の高い教育を授け、フランスの研究は、分子生物学で国際的評価を得ているし、強力な団体や協会が多数あり、治療はますます効果を上げている。それでいながら、ヨーロッパで、癌による最悪の死亡率を示しているのはフランスである。また、社会の階層別で、癌の死亡率に大きな格差を示しているのもフランスである。私たちの保健行政はなにかが狂っているのだろうか？　組織の効率が悪いのか、手段が不十分なのか、知識が足りないのだろうか？　でなければ、どんな邪悪な論理がはたらいていて、これほど多大な努力がなしくずしにされてしまうのだろうか？

ここ30年以来、国、医師たち、さまざまな団体や協会は、研究を援助せよ、もっと援助すべきであると常にくり返し訴えている。たしかに、援助すべきである。しかし、それだけでよいのだろうか？　援助が始まってから今日に至るまで、実際に得たものより、もう少し多くのものを期待できなかったのだろうか？　ペニシリンが発明される前の結核のように、あるいはペストのように、癌が進んでいくのを宿命であるかのように、甘んじて眺めていなければならないのだろうか。さらには、癌は生物の成長に寄与しうるものだから、死を癒すのを望めないように、癌を治すのを望むべきではないとほのめかすまでになった。[*1]　癌と戦うと自ら宣言する人々は、嘘をつくという罪を犯しているのか、あるいは、言いそびれという過失を犯しているのだろうか？　ある

＊1. L.Schwarzenberg et P.Viansson-Ponté, *Changer la mort*（死を変える）, Albin Michel（1977）

いは、無力を認めないという罪や、国民を安心させんがために、ゆがんだ情報を流すという罪を犯しているのだろうか？　残念ながら、時事報道は、保健行政が他の分野とおなじように無分別から逃れていないことを示している。１９８６年のチェルノブイリの惨事の際、電離放射線防護局（ＳＣＰＲＩ。今日のＯＰＲＩ）の当時の局長ペルラン教授は、放射能を持つ雲に対して特に防御する必要はまったくないと説明したが、それを聞いた国民はどうしてフランスだけが幸運な例外であるのか考えさせられた。感染血液事件（訳注：日本の薬害エイズ事件に相当）のときも、同じように問題ないという説明があった。アスベスト問題の時もそうだった。こういった例は、挙げればもっと出てくるおそれがある。

警告も聞かず、断崖も見ず、目の前のコースを一直線に走りつづける医療システムの暴走が問題なのだろうか？　あるいは、現実をまともに見るのがあまりに恐ろしいので、それを認めるよりは無視したり、否定しようとする、そのことが問題なのだろうか？　不可能と思われていたことが避けがたくなったとき、人はそれが不確かであると信じたがるものである。聞くことを欲しない者ほどひどい聾はいない、と言うではないか。そんなときに、否定する公的な発言があれば、否定を受け入れたいと思う人々はタイミング良くほっとさせられるのである。

たとえ信じやすい観察者であっても、癌に対して戦う数字と癌による死亡率を比較してみれば、当然ながら、癌に対して戦う計画を立てているのか、あるいはむしろ、癌の《普及計画》が組織されているのではないのかと首をかしげるだろう。なぜならば、手段を投入すればするほど悪が増大するのだ。まず癌に対して戦うとは何を意味しているのだろうか。病人を治療することなのか、あるいは元気な人が癌になるのを防ぐことを言っているのだろうか。公的な発言にどんな信頼をおくべきなのだろうか。それに、危険を阻止するよりはむしろそれを管理しようとするのは例外的なことだろうか。蜂の死亡率を抑制するよりもむしろ授粉機を発明しようとしたではないか。汚染石油タンカーの航行を禁止するよりは、海岸で流出オイルの回収を好んだのではないか。

癌の数が増えるのは寿命が延びているからだという。そうであってくれればと願う。けれど、子供や若者がこの病気にますますやられているではないか。ほとんどの癌は好ましからぬ生活習慣に起因していると聞く。そうであって欲しいと思う。しかし、それならば、タバコも吸わずアルコールも飲まない動物たち、それも野生の動物までがなぜ多く癌で苦しんでいるのだろうか？

癌のほぼ3分の1はタバコかアルコールが原因であると聞く。そうであって欲しいものだが、それならば、この評価が正しいと仮定しても、残りの3分の2をどう説明するのか。

話を一歩進めてみれば、この癌という万人にとって害毒は、一部の人々にはありふれたことというわけでもなく、別の人々にはむしろ幸運と見なされるのではないか、と疑いたくなる。私たちの経済において、癌が肯定的な役割を果たしているのではないか、と考えたくなってしまうのだ。癌に対して戦うという計画は、もはや癌を阻止するのではなく、癌と一緒に歩もうとするものではないのだろうか。まるで癌がこの50年のあいだに一種の合法性を得たように、もはや誰もその流れを変えようという野心などなくしてしまったのではなかろうか。発行部数の大きな某日刊紙には以下のように書いてあった。「将来も仮借なく発展しつづけるであろう、この流行病に対して、我々は立ち向かう用意があるのだろうか?」[*2] 癌との衝突において、我々の行く末がここに示されているではないか。

愛国的な癌の話に戻ろう。あるユーモア作家の表現はことわざになるほど知れ渡ったが、それを引用するなら、「癌は、結局のところそれで死ぬよりも、生きる人々のほうが多い」ということだ。つまり、愛国的な癌は一部の人々には致命的であっても、すべての人々に利益をもたらすのである。癌を産み出す人々、あるいは少なくとも発癌性物質を産み出す人々と、癌を治しはしないが立ち向かうと主張する人々のあいだは無関係なのだろうか? 癌の敵だと宣言する人は、ラ・フォンテーヌの寓話に登場するコウモリのように二股をかけているのではないだろうか。《私は鳥です、ごらんなさい、私の翼を。私はネズミです、ネズミ万歳》《彼らは癌を産み出します、ご覧なさい彼らが汚染するのを。しかし、彼らはそれと戦っています、ご覧なさい彼らは治療しています!》 問題は、癌を撲滅すると、数千の雇用が破壊されるということだ。栄えている産業分野は損害を被り、癌のない世界では、恒久的な平和に突入した時代の武器商人のように、薬品産業、治療、検査、診断部門が突然暇になり、途方に暮れ、破産してしまうだろう。

たしかに《癌、ばんざい!》と、だれも叫んだりはしない。この病気は深刻であると声高に叫ぶ人々は、すぐに癌に対して進んで戦う意志を示す。ほとんどの人々、とくに医師や研究者は誠実である。彼らが手に負えない歯車に組み込まれていることは重要ではない。なぜなら、無知で

*2. 日刊紙 *Le Figaro*（2003）3月24日

もこれらの子供たちにつけて、私たちの主治医にモリエールはアルガンの主治医について、事態は変わらないのだ。

あろうと誠実であろうと、事態は変わらないのだ。モリエールはその昔、アルガンの主治医についてすでにこう語っていた。「彼はあなたを殺したとしても、それは彼が彼の妻や子供たちにも同じことをすることだからであって、必要ならば自分にも同じようにするでしょう」（訳注：アルガンはモリエールの喜劇『病は気から』の主人公の名前。自分を病気だと思い込んでいる）

それゆえ私たちは互いに、純粋にも、ワルにも、ひとつの態度に凝り固まらないよう気をつけることになる。癌がモンスターになるということは、モンスターが大惨事を組織することを意味してはいない。現代という《見世物社会》において、癌というこの見世物に人気者が欠けることはなく、エキストラも、入場券の販売スタッフさえ欠けることはない。この見世物で、私たちが何の役割も演じていないと考えるのも単純すぎる。しかし、この冴えないキャスティングで進められる祭りのなりゆきに甘んじていてよいものだろうか？　ボシュエ（訳注：17世紀フランスのキリスト教聖職者・神学者）が言っていたのとは逆に、もし私たちが舞台裏にいたとしたら、悲劇が演じられるかどうか確かではないのだから。

目次

訳者まえがき　1
序――愛国的な癌　5

第一章　世界の癌化
ある文明病　15
細胞が取り乱すとき　21
爆発的数値　23
公式発言　30
沈黙とつつしみ　41
殺虫剤、農薬・43／ダイオキシン・52
食品添加物・56／空気と大地・60
電離放射線・66／電磁場・72／職業要因・76
不確実な戦いに……　81
２００３年の対策計画　87

第二章　癌――金のなる木
癌のお金　98
遺伝子学の時代　107
予測医学と保険の論理　117
癌のロビー　125
リスクの軽視あるいは否定　139
異端であることの危険　152

結論　164
付記　172
感謝のことば　180

補遺
Ⅰ　国際がん研究機関（ＩＡＲＣ）による発癌性リスク一覧（抜粋）　182
Ⅱ　フランスにおける発癌物質リスク労働者推定者数（Carex 調査）　189
Ⅲ　略号　191

第一章　世界の癌化

私たちのまわりに起こることはすべて、遅かれ早かれ道徳的、哲学的あるいは宗教的な意味が与えられるようになる。私たち自身のことはもちろん、星の位置も夢も、雨や晴れといったことまで、すべてに意味がある。病気も例外ではない。昔、ペストは天罰であるかのように人類を襲った。ロマン主義の時代では、憂愁や放蕩の果てに結核や梅毒が出現してきた。同性愛者たちや麻薬中毒患者の宿命と信じられたエイズは、今日では風紀の弛みが裏目に出たものと見なされる。癌となると、陰険で逃れがたい流行のシンボルであるかのように定義することもできそうだ。水を飲んで腸チフスにかかった者に対して、水を飲むからそんな病気にかかるのだ、とアルコール中毒患者が理屈をこねたとしても、だれも文句は言えないかもしれない。しかし癌となると、一般的な見解や社会のモデルを弁護するか、あるいは逆に攻撃せずには、この病気について語れないかのようで、多少ともイデオロギー的なアプローチになってしまうので、しばしば複雑になる。もしこの見方がそれなりに真実を含んでいるとしたら、それは事実上、癌化した社会を問いただ さずには、癌の問題は取り上げられないということである。

ある文明病

今日癌について書く作家たちのほとんどは、往々にしてこの悪は世界の生い立ちと同じくらい古いものだという説明から始める。彼らは流行病の研究という本題にすぐには入らず、証明された事実とはかけはなれた推測にもとづくイデオロギーに入ってしまう。また、科学的あるいは歴史的な真実に触れるのではなく、ある信条に陥ってしまう。たとえば、歴史関連の書物では、よく次のように書かれている。「一般的に考えられているのとは逆に、癌は現代文明とともに出現した最近の病気ではない」[*1]と。この考え方は、癌についてなんらかの形で書かれたほとんどの書物の冒頭に、前置きのように記載されている。癌が先史時代にあったとほのめかすことは、必然的に、癌は現代文明と共に出現したのではないということと、悪の古さを正当化するように作用する。

しかし、これでは書いてあることを信じざるを得ないような主張ではないか。なぜなら、先史時代の癌についての証拠はまったく存在しないからだ。こうした主張をする作家たちは、考古学的あるいは人類学的な専門知識がないだけでない。ある日突然、びっくり箱から小悪魔が飛び出したように、癌という災厄も突然あらわれた、とも語ってはいない。ある病気が古くから存在す

＊1. P.Pinell, *Naissance d'un fléau, histoire de la lutte contre le cancer en France　1890 ～ 1940*（災禍の誕生、フランスの癌対策の歴史 1890 ～ 1940）Métailïé（1992）

るということは、それがずっと以前から存在しつづけているということを前提としてはいないし、存在するということは、結果的に数や頻度を現すわけではない。我々の時代は、別のさまざまな災禍も含めて、癌の出現によって特徴づけられているのではなく、その驚異的な増大によって際立っているのだ。ごく古い遺骨から死因を特定するのはむずかしいが、過去のどんな発見も、農業の出現以前に癌で死亡した人間がいたという論証に到ったことはなかった。感染した病巣、くる病、外傷性傷害をつきとめたケースはあるけれど、癌は全然見つかっていない。別の病気や傷害を見つけるにも、証拠がとりわけ必要になる。古生物学者、考古学の医師は、スキャナーやX線撮影、DNAの分析を利用して、潰瘍に関係のない骨や歯の形跡に対して診断をくだすが、旧石器時代の癌はすべて推測段階であり、とりわけ40歳未満の人間についての診断は不確かで、推測以上のことは言えないのだ。ネアンデルタール人以前まで遡らないとしても、人類が10万年前から存在しているのに対して、ミイラに癌の形跡が見つかったからと言って、癌が昔からずっと存在していたと主張するのは、最古のミイラでさえも7000年しか経っていないことを忘れているのではなかろうか。

1983年、フランス国立科学研究センター（CNRS）の人類学と化石病理学研究のディレクターであったジャン・ダスツグとマリー＝アントワネット・ド・ラムレーは、旧石器時代には「腫瘍形成がほとんど不在」であった、と指摘している。「仮に良性腫瘍形成の非常に稀なケースを除外するとしても、悪性の問題は皆無であり、正真正銘の悪性腫瘍のケースはひとつも見られな

＊2. J.Dastugue, M.-A. de Lumley, *La Préhistoire française*（フランス先史）CNRS（1983）2巻

＊3. *Impact Médecine hebdo*（週刊医学の影響）1996年2月2号
M.Drancourt, *Apport des techniques de biologie moléculaire en paléopathologie infectieuse*（感染性古生物学への分子生物学のテクニックの寄与）Bull. méd. soc. anthropologie（1998）10号

い」という。彼らはまたその観察の限界についても言及しており、「この件について、骨の局在性がないことは、軟組織の悪性腫瘍が存在する可能性を証明するものではないと言える」[*2]と付け加えている。現代の方法論で実施された研究もこのことを確認している。[*3]先史時代に癌がないと断言するのは、少なくともその逆と同じように信ずるに足るものだ。高等研究実践学校の医学史の元教授ミルコ・グルメクは、癌および多数の感染症は原始的な条件下では存在しておらず、証明された最初のケースはキリスト教時代初期にさかのぼるだろう、と述べている。

20世紀のはじめまで、未開人と接触した西洋人は、未開人が健康であり、文明と時代を特徴づけるような癌や糖尿病、高血圧などの病気を知らないということ認識していた。たとえばアルバート・シュヴァイツァーが次のように書いている。「この国で9か月活動し、これまで2000人近くの病人を診たが、ヨーロッパに存在する病気のほとんどがここでも認められた。しかし、まだ癌と虫垂炎のケースには出会っていない。この病気は赤道アフリカの原住民には全くないようである[*4]」悪性腫瘍は、鬱病あるいはアルコール中毒のように、文明のもたらしたものだ。今日でも、移住した人々は、1~2世代のうちに彼らを迎え入れた国の癌発症率に追いついてしまう。

ド・ボヴィス教授は、悪性腫瘍が広まることに公然と興味を示した最初の医師のひとりであるが、1902年、教授が呼ぶところの「癌化」という問題に取り組んだ。「未開民族は癌から免れていたか、ほとんど免れていた。我々の文明が彼らに浸透して以来、彼らは癌に冒されるようになった。この問題について、未開民族にも《癌化》という言葉が同じように使われた[*5]」。この

*4. Albert Schweitzer, *A l'Orée de la forêt vierge*（原始林の周辺で）La concorde（1923）
*5. De Bovis, *L'augmentation de la fréquence des cancers*（癌の頻度増大）
La Semaine médicale（1902年9月）P.Darmonによる引用
P.Darmon *Les Cellules folles, l'Homme face au cancer de l'Antiquité à nos jours*
（狂った細胞、癌に直面する人間～古代から現代まで）Plon（1993）

現象に異議を唱え、未開人と呼ばれる人々の間に統計あるいは医学的組織がないため、欺くこともできたと抗議する声もあった。たとえばある種の癌、頭を剃るのが習慣になっている国々に見られる皮膚癌などは、ここでも癌がすでに存在し広まっていたものとしてかつぎだされたりした。[*6]しかし、相互間の不均衡があまりに大きかったので、30年代になると、文明病という考え方が一般に認められるようになった。50年代にも、癌の疫学者で国際がん研究機関（IARC）のディレクターであるジョン・ヒギンソンは、80~90％の癌は環境要因により引き起こされると判断した。[*7]つまり、癌は基本的に生活環境または仕事に結びついている、とヒギンソンは考えた。

1960年、ロックフェラー医学研究所の分子生物学教授ルネ・デュボスは、癌は「父祖伝来の生活方式がなにも変わっていないかぎり[*8]」「未開人」には見られない、と書いている。ところが、今日この考え方には権威がなくなってしまっただけでなく、まるで新しいデータが出て、この考え方が古臭いものになったかのように、表明されるや否やその正当性が疑われて、ほとんど否定される。それはまったく真実ではないのに、である。むしろ、プレッシャーが強くなるほど、また人々が有害な環境を心配すればするほど、環境に結びついた病気が否定されるようだ。

文献から文明病が消え始めたのは、まさしく60年代の初めである。「いや、それは違う、癌は先史時代から存在するのだから、現代社会が癌を産んでいるのではない」と言う。「この意見に反対を唱える良き未開人の賛美者は、彼らが憎悪し、逆らおうとする社会を中傷することしかしない」ということになる。そのうえ、「科学的」発言は、警鐘を鳴らす人々を孤立させ、ナイー

*6. P.Darmon　前掲文献
*7. T.Maught, *Cancer and the environment : Higginson speaks out*　Science（1979）
Ross Hume Hall による引用
L'Ecologiste（2000）秋 1 号
*8. V.Stefanson, *Cancer, Desease of Civilization* Hell and Wang, New York（1960）序文

ブにもろうそくや石炭にノスタルジーを感じる、進歩への反抗者と決めつけてしまう。

伝統に生きる人々がますます癌に侵されるとしたら、それはおそらく彼らが長生きしているか、彼らの生活様式が変わったからなのだ。しかし同時に、婉曲なかたちで彼らのところに到達した物質によっても侵されている。たとえば魚の油である。魚の住む水そのものが、河川に捨てられた産業廃棄物によって汚染されてしまっている。カナダのケベック州当局が30年以上前から実施している数多くの研究によって、イヌイットの人々の血液または母乳に水銀、カドミウム、ポリクロロビフェニル（ＰＣＢ）の濃縮したものが含まれていることが確認されている。それも世界でもっとも高いレベルである。[*9] 氷に覆われた地域で孤独に生きるこれらの人々が、水銀や農業用有機塩酸系物質を取り扱うとは想像できない。

それでは、彼らはどのようにして自分たちが享受していない文明の害をこれほどまでに被ったのだろうか。それを理解するのに、ＰＣＢの例をとろう。これらの分子には直接的な発癌性はないものの、塩素を強く含んだＰＣＢは生物組織に蓄積され、細胞間の連絡を混乱させ、「肝臓から貴重な抗癌物質であるビタミンＡを取り除いてしまう」と、毒物学者ジャン＝フランソワ・ナルボンヌ[*10]は説明する。ＰＣＢは、１９３５年にモンサント社として生まれ変わったスワン・ケミカル・カンパニーが製造したものである。その長所は数多くあると評価され、電線の外装、潤滑剤、液体ガスケット、絶縁体などに使われている。木やプラスチックを不燃性にしたり、ペンキ、接着剤、ワックスの成分として使われている。１９２９年に市場に出回った後、有毒な

＊9. J.Huss,P.Lannoye *La Santé empoisonée, Faits et arguments en faveur d'une médecine de l'environnement*（毒された健康・環境：癒しのための事実と論拠）。Frison-Roche（1998）の中の E.Devailly, *Santé et environnement dans l'Arctique canadien*（カナダ北極地方における健康と環境）

＊10. 本書著者たちとの対談。

影響がはじめて現れたのは１９３６年で、アメリカでは１９７６年に使用禁止となった。ヨーロッパでは、その使用禁止がさかんに問題にされているけれども、今日でも環境に存在しているし、今後も長く存在するだろう。五大湖の健康査定計画の研究者で、ホルモン系システムを乱す化学物質の専門家である動物学博士テオ・コルボーンは、とくに産業汚染物質による被害が大きいアメリカとカナダの間に位置する五大湖地域の野性動物全種類に注目した。テオ・コルボーンはＰＣＢ分子の移動過程を想像し、以下のように描いた。[*11]

このＰＣＢ分子は塩素、ビフェニル、鉄のヤスリ粉の混合物を熱して作られ、絶縁体や変圧機に利用されて、列車で遠くの工場へ運ばれる。機械が使用不能になると、ＰＣＢの分子を含む絶縁体と一緒にごみ捨て場に捨てられる。ＰＣＢの分子は、そこで風が運ぶほこりの微粒子に付着して自然のなかに運ばれ、そこにとどまる。太陽が照り、蒸発作用で媒体から開放された分子は、はるか上空に到達し、雲といっしょに旅をして、その後、雨となって、たとえば湖に再び落ちてくる。水面で、ごく小さな甲殻類であるミジンコがそれを飲み込み、消化する。分子は食物連鎖のなかで旅をはじめる。損壊に耐えるＰＣＢは、脂肪に集中する。冷たい海に生きる動物の生存はまさしくその脂肪にかかっているので、そのことが動物をことさら傷つきやすくしてしまう。なぜなら、動物たちは生きている間にこうした汚染物を長年、身体に貯蔵するからである。ミジンコはエビに食べられ、エビはニシキュウリウオに食べられ、ニシキュウリウオは北極のタラの獲物になる。この段階で、ＰＣＢの分子は周辺の水よりも数百万倍も濃くなっている。

＊11. T.Colborn, D.Dumanoski, J.Myers, *L'Homme en voie de disparition ?*（人間は絶滅に向かっているのか？）Terre vivante（1997）

タラはアザラシの胃袋に収まり、アザラシはまもなくイヌイットの人々に漁をされ、食物連鎖の終わりに食べられる。イヌイットの人々は汚染物質を排除できないまま、脂肪の中に貯蔵する。脂肪は体重が減るときに動員され、ＰＣＢは脂肪から放出され、循環する血液に取り込まれる。母親が子供たちに与える母乳にも入る。

このように、イヌイットの人々は、彼らがおそらく決して近づくこともなかった数千キロも離れた文明に脅かされている。こうして、自然のままでは存在しないか、存在しても非常にまれな合成物質は今日、水の流れや吹く風によって地球のいたるところに拡散し、人間すべて、動物すべて、環境すべて、大地も海も空も、熱帯地方も北極も、都会も田舎も、すべてが汚染されてしまった。人間がこうした物質に結びつける「進歩」には、侵すべからざる場所というものがない。生きとし生けるもの、誰もそこから免れられない。民族、大陸、階級、年齢、性別を越えて、癌は、まるで《常識》と同じように、世界中でいちばん共有されたものになりつつあるのだ。

細胞が取り乱すとき

癌という言葉は、出現が異なる病理と病理プロセスが似ている病理を同時にカバーしている。癌化とは、癌の誕生である。ひとつあるいは複数の発癌物質はＤＮＡを変質させたり、細胞間の情報伝達を混乱させることができる。発癌物質は数多く存在する。それらはたとえば電離放射線、太陽、化学物質、ウィルスのように、物理的な物質であり得る。国際がん研究機関（ＩＡＲＣ）はそのリストを作成した。[*1] こうした物質は子孫に遺伝する細胞の組織を崩壊しはじめ、制御不能な細胞を増殖させる。初期の癌細胞は、生体の免疫防御によって消滅されないかぎり、繁殖して悪性腫瘍を形成するか、組織の新形成を起こす。一部の細胞は血管またはリンパ管の中を通り、離れたところに移植されて、腫瘍転移を起こし、肝臓、肺、骨、脳に広がることもある。最初の細胞異常から癌の臨床的な発症まで、30年かかることもあり得るし、数週間で死に至らしめることもある。肺癌にしても白血病にしても、緩慢あるいは急激な細胞増殖の場合も、それが骨や、リンパ、神経節などにあるとしても、また肉腫、悪性リンパ腫、中皮腫、黒色腫であるとしても、癌という包括的な名前で呼ばれる病気はすべて、配置や関係の規則性が存在しなくなるとき、ある組織、またはある臓器細胞の分裂と、混乱した増殖をひきおこす。

ほとんどの発癌物質が「突然変異」と呼ばれる作用を起こす。というのも、発癌物質は、細胞の生長、分裂、死を組織する細胞核の遺伝子を変更してしまうからである。細胞には多数の敵がいるが、癌になりうる変質を修復するがん抑制遺伝子など、損害を修繕する装備がある。そのなかで、もっとも研究されているのは《ｐ53》と呼ばれている。非常に重要で、ヒトの癌の50％以上が修復されることが解明されている。乳癌になりうる遺伝子の発現は、がん抑制遺伝子のひとつである《ＢＲＣＡ1》（訳注：breast cancer susceptibility gene 1）に関連している。この点については、

＊1．このリストの抜粋は本書補遺に掲載。

後に改めて取り上げることにしよう。防御のメカニズムが追いつかなくなると、無秩序なプロセスが始動して、癌へと向かうわけだ。

混乱が身体の細胞におよぶと、個体は潰瘍の進行に対して、抵抗力がずっと脆くなる。しかし、もし損傷が生殖細胞で起こると、異常が子孫に遺伝することがあるので、次の世代が癌になるリスクがずっと大きくなる。この不当な仕打ちに別の不公平が加わる。発癌物質に対して個体のあいだに大きなバラつきがあるのだ。多くの場合、毒を排除するために、生体は水分の中に毒を溶かし始め、毒は尿の中に排出される。細胞形質転換の反応は多数の酵素によって確保されているが、その効率は人によりさまざまである。この個人差は「遺伝子の多形性」とも呼ばれている。備えている酵素システムが優れているかいないかによって、我々は腫瘍に対して平等ではないのだ。

爆発的数値

癌の数はつねに増大しており、罹患率を示す曲線は60年代から加速して、２０００年は１９８０年比で63％増になった。[*1] 病気の増加は産業化の割合と比例している。世界保健機関（ＷＨＯ）は、１９９４年、国民総生産と癌患者数との間に相互関係があることを論証した。ま

＊1. 1980年に新しい症例17万件、2000年の新しい症例は27万8000件。

るで、長生きや安楽な生活の代価として癌が存在しているかのようだ。国民総生産が住民1人当たり140ドルのモーリシャス島では、住民100万人に216人の患者数という率であったが、4779ドルのポルトガルでは1115人、3960ドルのアメリカでは1968人であった。

今日、癌はフランスで心臓血管系の病気と共に二番目の死因となっている。男性だけとると第1位である。癌の死亡率は1950年から1988年のあいだに262%増加し、1980年から2000年の間に20%増加した。死亡率は、1920年の7%から2000年には30%近くになってしまったので、今日フランスでは、男性3人に一人が、女性4人に一人が癌で亡くなっている。癌は毎年15万人の命を奪い、アメリカでは50万人、世界全体では700万人以上が毎年癌で亡くなっている。

つまり、癌という名の大戦争は、毎年、交通事故による死亡に比べて約20倍もの大量の犠牲者を産み出しているのだ。癌は伝染しないとしても、流行病あるいは汎流行病として扱うことができる。フランスでは、年毎の新しい発症率である罹患率は、国民全体の13%をカバーするいくつかの記録簿を基に推算される。つまり、喜んで引き受けるという理由で選ばれた地域を寄せ集めるだけで、全国規模の現実をごく部分的にしか表していない。理論的には、罹患率は研究される病気の進展あるいは後退についての情報を与えるべきである。現実には多くの別の事柄が介入するので、統計は事実とはまったく別の状況を示す可能性がある。特定の流行病の曲線から、しばしば前回の検診キャンペーンの成功や、エコー造影、スキャナーの大衆化の影響を追うことしかしないのだ。問題はなにも解決していないのだが、すべてがよりよく観察されている。別の病気にしても癌にしても、すべてが同時に動くので、あらゆることを考慮に入れるのがむずかしい。したがって、下の表は死亡にのみ関するものである。

肺癌は、癌の死因でトップである。毎年２万７０００人近くの命を奪う肺癌は、癌による全死亡数15万人のうち18％を占めている。大腸癌による死亡者は毎年１万６０００人を数える。いちばんよく知られているリスク要因は食物に関連している。脂肪摂取が多すぎて、野菜果物の不足した食生活が挙げられる。乳癌は20年のうちに死亡数が２万１０００から4万２０００になった。毎年１万２０００人の命を奪っており、女性における癌の死因では1位である。

他の癌は件数が少ないか症状が軽いけれども、こうした新たな癌が増加すること自体が懸念される。２０００年に５２００件の新しい脳癌のケースがあり、死亡は３１００人で、死亡率はこの20年で１００％増であった。癌の罹患率が明確に恒常的に増大していることは、治療へのアクセスが改善された結果である、とよく言われる。20年前からスキャナー、10年前からＭＲＩを利用できるようになったことが事実としても、「検診の普及」という説明は、ある基本的な事実にぶつかる。それは、脳腫瘍の場合、その深刻さのために長いこと気がつかずにはいられないという事実である。それならば、脳腫瘍の増大はいかに説明したらよいのだろうか。職業的原因を示すきわめて公的なリスト

フランスの癌による死亡　1980年～2000年の推移（成人男女）

出自：流行病と公共衛生機関誌　2003年2月1号　51巻 Masson

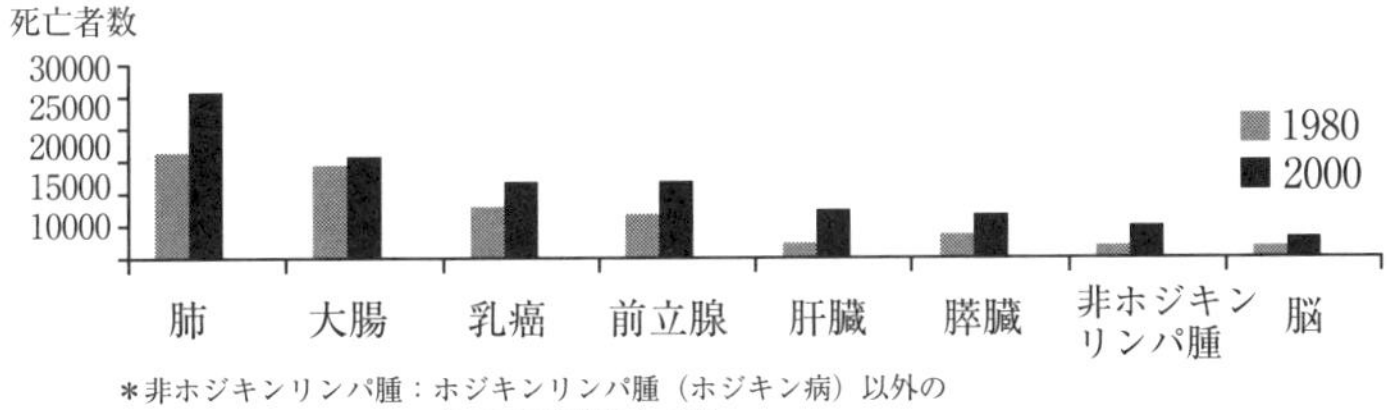

＊非ホジキンリンパ腫：ホジキンリンパ腫（ホジキン病）以外のすべての悪性リンパ腫

には、ニトロソ基を含む派生物に晒されることが唯一記載されている原因である。しかし、電離放射線、電磁場、殺虫剤、溶剤、鉛という別のリスク要因が知られている[*2]。

ここ20年のあいだに、悪性リンパ腫による死亡数は１７００人から５２００人と3倍になった。エイズウィルスによる感染は悪性リンパ腫の原因のひとつであるが、他の原因については公には説明されていない。移植手術を受け、免疫防御の抑制措置を施された患者には、この悪性リンパ腫罹患率が25倍もあるということが明らかになった[*3]。また、悪性リンパ腫の増加は農薬、とりわけヒ素をベースにした殺虫剤と殺菌剤、有機塩素系の殺虫剤、有機リン、除草剤に晒される農業者にもみられる[*4]。

別の記録更新として、１９７８年から１９９７年の間に、甲状腺癌は男性では1年に6％、女性では8％増加している。甲状腺癌の診断方法と治療は大きく進歩し、今日小さな腫瘍が多く発見されるようになったのは事実である。しかし、これにより奇妙な結果が生じている。つまり、甲状腺癌は4倍も増えているのに、死亡数はわずかに減っているのだ。これを勝利と呼んでよいものだろうか？　「甲状腺癌は、電離放射線の疫学監視システムの重要な要素を構成すべきものである」と、省庁への報告を担当する保健医療研究所（ＩＮＳＥＲＭ）の所長アルフレッド・スピラが１９９８年に指摘している[*5]。その理由は、電離放射線が異なった甲状腺癌の主要なリスク要因であるためだ[*6]。子供は特に電離放射線に敏感である。幼年時代の被曝のあと、甲状腺癌のリスクは被曝グレイごとに9倍増大した。１９８６年のチェルノブイリ事故以後、ロシアの子供た

*2. モデル事例の研究で、職業曝露と脳腫瘍の間に統計的に重要な関係が見いだされた物質。J.-C.Pairon, P.Brochard, J.-P.Le Bourgeois, P.Ruffié, *Les Cancers profession-nels*（職業癌）Margaux Orange（2000）。2巻40章616ページの中のI.Baldi, H.Loiseau, G.Kantor, *Cancer du système nerveux central*（中枢神経系の癌）。

*3. Banks（1992）C.Hillによる引用 *Epidémiologie des cancers*（癌の疫学）Médecines Sciences Flammarion（1997）、71ページ

ちはとりわけその被害を受けた。フランスでは、甲状腺癌の増加で、あの原子力発電所の大事故との関連が提起された。

２００２年フランス衛生監視庁（ＩｎＶＳ）が公表した最初の報告は、この増加は70年代から認められるもので、事故によるものではないと保証した。ＩｎＶＳはむしろエコー造影の普及によって、小さな腫瘍が前よりも頻繁に発見されるようになったためだと見なした。しかし、ＩｎＶＳは異なるタイプの甲状腺癌を識別していない。その中の数タイプは、被曝によって起こるものだ。２００３年9月、もっと詳しい説明がなされたが、使われたデータが放射線にもっとも敏感な15歳未満の子供たちに関するものでなかったため、適切な分析の手段を有さないと認めた上で、ふたたびチェルノブイリ事故の影響という仮説は遠ざけられた。ようやく、２００３年の癌対策新計画の枠内で、甲状腺癌監視全国機構が設置されることになった。甲状腺癌の増大を理解するうえで、その方法論は明確なようだ。すなわち、すべてのタイプの甲状腺癌を監視し、増加するものを観察する、ということである。しかし予備報告書は、放射線被曝によらない甲状腺の骨髄癌を忘れていたのではないだろうか。もしＩｎＶＳが住民を安心させたいと望むならば、なぜこれほど貴重な比較と分析の要素を前もって用意しなかったのだろうか。*7

フランスでは、癌による死亡が毎年１２００人増えている。たしかに、老齢化する人々の癌が増えている。しかし、年齢が癌による死亡を説明する唯一の要因であるとすることにはならない。このことはまた後で見ていくことにしよう。これまでに達成された主な進歩は、病気を早期に診

*4. いくつかの異なる研究でフェノキシアセチックアシド使用と非ホジキンリンパ腫発症の間に大きな整合性が見出され、この関係は犬について確認されている（蚤防止首輪を通して）。前掲文献 *Les Cancers professionnels*（職業癌）（2巻、517～523ページ）で Zahn et Blair が引用

*5. A.Spira,O.Boutou, *Rayonnements ionisants et santé : mesure des expositions* à la radio activité et surveillance des effets sur la santé（電離放射線と健康：放射能被曝の計測と健康への影響監視）環境・厚生省への報告。La Documentation française（1999）

断し、治すチャンスを多く与える点にあるのだが、膨大な金額が投じられた割に成果は貧弱である。検診が新しいケース発見の増加を説明するとしたら、罹患率は低下しなければならないはずである。それと、「もし検診によって事前の発見が有効であったならば、死亡率は低下したはずである」。ところが、「フランスでは、現在のところ、どちらのケースも観察されていない」と専門家たちは認めている。[*8]

ミッシェル・ブーナンが書いているように、「私たちはますます多くの腫瘍を消滅させているが、癌という疾病はより頻繁になり、ますます若い人々を襲っている。癌センターが栄え、癌細胞の増殖を阻止する抗有糸分裂物質が広く使われている。……このようなスピードアップは、医師の増員から、病院、製薬会社、国家予算の増大を必要とする。私たちは酷使された機関車の脱線を目の当たりにしているのだが、たいていの人は誰が舵を取っているのかを知ろうとはしない[*9]」

ここに表示された数字は、絶対的数値で示された報告すべてに見られるように、それ自体が逆効果も含んでいる。これらの数字はたしかに脅威である。しかし、これを解釈したり、別のデータと突き合わせるとさらに脅威となるかもしれない。なぜならば、この段階で、あらゆる尺度を失ってしまうからである。2000年に肺癌の新しいケースが2万7000件あったと知ることと、管理職より労働者のほうがリスクが3倍高いと知ることとは別のことである。もし、年齢別分類や地域別の分類をもっと一般的に使えるとしたら、この病気がどのようにその犠牲者を選ぶかがもっとはっきりするだろう。遅れを取り戻そうとしている私たちの国が、国を蝕む災害を特定

*6. これもまた放射線に繰り入れるべき唯一の組織学タイプ。A.Spira, O.Boutou 127ページ。前掲文献

*7. この内部報告は2003年10月の国際がん研究機関（IARC）とフランス衛生監視庁（InVS）間の連絡の対象となっている。

*8. *Evolution de l'incidence et de la mortalité par cancer en France de 1978 à 2000*（フランスにおける癌罹患率と死亡率の変遷、1978～2000年）InVS（2003）10月21日、192ページ。Jacques Estève リヨン市民養護施設の生命統計部

する手段を備えずにいるのをいかに説明すべきなのだろうか。現象を観察する手段を備えずに、そのような現象は存在しないとするフランスの疫学研究の一大欠陥について、後に取り上げたい。

世界保健機関（ＷＨＯ）は最近の報告のなかで、世界における癌のケースは今後20年間のうちに50％増加するだろうと予想した。いったいなぜこのような殺戮があり、なぜこれほどの敗北があるのだろうか。まさに災禍と呼ぶべきものに対する戦いが常に宣言されながら、である。この恐ろしい数字にだれも反駁しない。その傾向を逆転させると約束した人々でさえも異議を申し立てないのだが、彼らの言を信じるならば、戦ったのが誤りだった、ということではないようだ。

他の国でも状況は芳しいわけではない。１９７１年12月23日、ニクソン大統領は癌に対して「全面」戦争を公的に宣言した。クリントン大統領も、20年後、同じように公的にこの戦争が敗北であったことを認めざるを得なかった。病気は50％減ると期待されていたのに60％増加した。１９７１年に充てられた予算２億２３００万ドルは、１９８８年には26億ドルになり、今日では33億ドルである。15倍にふくれあがったことになるが、１９５０年から１９８８年のあいだに癌患者は43・５％増という結果になった。

イヴァン・イリイチ（訳注：オーストリアの哲学者・文明批評家。現代産業社会批判で知られる。２００２年没）は、目標は一定の域を超えたときに、その逆に到達するという非生産性のコンセプトを提言した。学校は人を愚かにし、食物は人を毒し、新聞は事実をゆがめて報道し、交通機関は交通を渋滞させ、医学は病気を伝染させる。現在、癌に対する戦いは、癌の支配を助長するところにまできて

＊9. M.Bounan, *Le Temps du sida*（エイズの時代）Allia（1991）

しまったのだろうか。癌に対して、いつも成功が間近であるという、長年の約束と、勝利に満ちた発言のあと、数字は国家的惨事を実証しているが、一般の人々には、それが宿命か行いが誤っていたせいにしようとしているのだ。

公式発言

「癌が増大する理由は、人口の老齢化と、タバコやアルコールの消費という20世紀後半の主なリスク要因、および職業リスクによるものであることを我々は認識している」[*1]しかしながら、2003年1月に配布された《癌に関する方向付け委員会報告書》のプレスブックは、最後に挙げられたこの職業リスクについて充分に論を展開していない。プレスブックの分析は、ジャーナリスト向けに準備されたもので、これまでと何も変わっていない。つまり、《前世紀も来世紀もつづくであろう災厄》であるタバコ以外には、他のどの原因も重要ではないらしい。

些細なことではあるが意味深い事実がある。この報告書は、「リスク要因」の章で、タバコに35ページ充てており、アルコールには11ページ、栄養に6ページ、職業に7ページ、環境に3ページ、薬品に2ページ費やしている。タバコがフランスの癌の原因として5割以上も責任があるというのだろうか？　癌による年間死亡者15万人のうち、プレスブックは4万人の死亡が「タバ

＊1. 傍線は本著の著者たちによる。
＊2. 同上
＊3. 同上
＊4. *Cancer incidence and mortality in France over the period 1978-2000* 疫学と保健行政定期刊行物（2003） 3～30
＊5. Carex ヨーロッパ新データベースで検索可能。www.occuphealth.fi/list/data/Carex

コに関連した[*2]癌とみなされうる」[*3]と発表しているが、この表現をよく読むと、いくつかの問題点がある。第一に、タバコに《関連した》というのは、タバコが《原因》を意味してはいないのに、このニュアンスについて明確な説明はない。この4万人という数値はいたるところに出てくる。なぜ4万人の死亡なのだろうか。2000年の、唇、口、咽頭、喉頭、肺、膀胱の癌での死亡数すべて合計しても3万9000人に満たない。[*4]彼ら全員が喫煙者だったとでもいうのだろうか。だれも溶剤、ベンゼン、アスベストには接触していなかったということだろうか。

ここで注意すべきことは、上咽頭癌または唾液腺癌は、統計上、呼吸器・上部消化器の癌に組み込まれているが、アルコールやタバコとはほとんど関係なく、むしろ木材の埃や電離放射線との関係が強いことである。また喉頭癌、口腔癌、咽頭口部癌といった他の部位の癌はアルコールとタバコの組み合わせの結果である。その相乗作用は恐ろしいもので、煙はそのタールを積もらせ、アルコールは発癌物質の溶解と、粘膜の中への滲入を助長する。その他、呼吸器および上部消化器の癌には、多数の職業要因も存在する。たとえば、硫酸、フォルムアルデヒド、ニッケル、染料などに晒された場合で、ここに挙げた物質だけでも、70万人以上がその犠牲になっているのだ。[*5]膀胱癌の40%がタバコに因るものだとしても、染料、ゴム、金属または溶剤産業がそれ以外の原因ということになる。また特に注目すべきなのは、気管支・肺癌は、職業

*6. 2000年に、職業癌と認定された件数は肺が528件、膀胱が9件であるが、推定件数は肺が1900～3700件であり、膀胱は600～1100件である。このように、フランスでは補償の程度が低いのが特徴。他の比較可能な先進国では、公式の統計と現実の違いは、次表にあるようにずっと小さい。

・認定されたアスベスト職業病数の比較

・1984～1993年の累積人口（単位は100万人における率）

疾　病	ドイツ	ベルギー	フランス
石綿症（アスベストに関連する癌）	66	171	31
肺がん	2	6	2
中皮腫	39	28	7
死亡	51	30	4

癌に関する動向委員会報告　DST-InVSデータ（125ページ）

癌のなかでも頻度がもっとも高いことである。しかし、喫煙者の癌となにも区別していないことからも分かるように、フランスでは職業癌の認知がとりわけ遅れているのだ。[*6] そこでタバコが注意を独占し、大殺戮を包みかくし…癌対策計画に資金を出させるために、都合よく登場するのである。いったいタバコはどんな役割を演じているのだろうか？ 4万という数字がプレスブックでジャーナリストたちに与えられているが、報告書は「3万以上の死亡の原因がタバコに[*7]帰せられる[*8]」と明記しているのだ。

公式発言がタバコに集中しているのは50年前からであるが、喫煙の習慣は後退の一途をたどっている。1953年から2001年のあいだに、喫煙常習者数は男性では72％から32％に減った。[*9] 論理的な結果として、80年代から気管支・肺癌が減少してもよかったはずである。ところが、1980年から2000年のあいだ肺癌は増加する一方であった。[*10] これをどう解釈すればいいのだろうか？ また、増加率がいちばん高い癌（黒色腫、甲状腺、悪性リンパ腫、脳）がタバコとたいして関係がないというのはどのように理解すればよいのだろうか。

北ヨーロッパにおける肺癌の死亡分布図は、罹患率のいちばん高い地域が「グラスゴーからミラノまで、マフラーのようにヨーロッパを囲む高度に工業化した三日月[*11]」とぴったりと重なっている。この「偶然」には「困惑させられる」と、腫瘍学をテーマにする著作家たちが思ったようだが、読者はこの謎に解答を与えられていない。喫煙者たちがヨーロッパ工業地帯に好んで住み着いたと結論すべきなのだろうか？ 特定地域において癌の死亡率が高いことに注目するジェラ

*7. 国際がん研究機関（IARC）の推定件数は33000件（口頭発言）で、多種の癌に関わる。タバコが直接の責任とされるものはサイトによって異なる。肺癌の85％、呼吸器と上部消化器は（その部位によって異なるが）54〜87％、膀胱癌の40％はタバコが原因とされるが、その他の癌も、比率はずっと小さいが、タバコが原因だと疑われている。

*8. 傍線は本書著者たちによる。

ール・サレムは、『フランスの健康地図』という著作の中でフランスでほとんど知られていないこの現実を指摘し、「我々は地理上のこれらの不平等を説明できない」[*12]と述べている。これを「偶然」だとでも言うのだろうか？　この疑問に答えるためにどんな手段がとられたのだろうか？　同じ疑問が呈されるアメリカでは、すでに30年前に、一部の著者たちは「肺癌の原因は、特定の環境においては疑いなく空気汚染に帰することができる」[*13]あるいは、「アメリカでは、タバコに起因しない癌は（死亡率に関して）もっとも一般的な3、4種類の癌のうちに入る」[*14]と書いていたのだ。大気汚染について触れるところで、いかにしてアメリカの研究者たちがこの結論に達したか見ることにしよう。

１９２５年、ロゼール県では、悪性腫瘍１６０件につき1件の死亡を数えていたのに対して、セーヌ県では12件に1件であった。エピナルやオーリアックなどの農村地域の住民は、今日なぜ肺癌になる率がストラスブールやトゥールーズなどの都市の住民の10分の1なのだろうか？　エピナルやオーリアックでは喫煙者が10分の1しかいないのだろうか。なぜ、ある地方では別の地方よりも癌による死亡率が多いのだろうか？　タバコに関する公式発言は、明らかに正当であると考えられている。癌とタバコの関連性が証明され、タバコを止めることが奨励されるのは、医者にとって効果的な予防ではある。それはまた、わずかなコストで多くの命が何年も無駄に失われることを避けるために、いちばん簡単に実施できる方策だ、と癌専門医たちが主張していることでもある。それにまた、リスクのある行為に関連した「避けられる」死亡はフランスの保健行

＊9. 18歳以上の男子の数値。この現象は50～64歳の年齢層では1953年と2001年の間に73％から28％に、25～34歳では74％から45％に減少しているが、前者の方がより明確に減少率が現れている。C.Hill et A.Laplanche, *Tabagisme et mortalité : aspects épidémiologiques*（喫煙と死亡率：疫学的側面）週刊疫学会報（2003）5月27日 P22～23

＊10. 1980～2000年までの、肺癌の「画一化された」率は、男女とも一定して増加している。*Cancer incidence and mortality in France over the period 1978-2000*　疫学と保健行政定期刊行物（2003）P3～30参照

政が優先する事項でもある。喫煙は、経済のインパクトを計算する目的もあって、詳しく研究された。[*15] 計算のベースには、いつものように、肺癌または耳鼻咽喉に関連した65歳以下の死亡数「全体」を使っている。その「全体」の中には非喫煙者も含んでいるのに、すべての早すぎる死亡は特に不品行の結果だと言わんばかりである。

医者は二重の罠に直面する。タバコを吸っているかいないかを患者にたずねることで、〈事実上〉、癌の別の要因を排除しまうからである。プロパガンダがかったキャンペーンによって、タバコに歪んだ一面を押しつけることは議論の余地があるだけでなく、危険でさえある。望んでもいないのに医者はこの歪みを受け入れてしまうことになり、実際に存在する別の問題を否定することに加担させられてしまうのだ。タバコの背後にはもっとずっと深い不幸が隠れているのだ。1日にタバコ2箱を吸うのは人生の選択ではないと主張したいのだろうか。たしかに貧乏人は他の人々よりずっと多くタバコを吸い、酒を飲む。観察と分析を混同するうちに、貧乏人はアドバイスを聞かず、健康へのリスクを負ってしまうのだから、大々的な予防キャンペーンが必要だと結論してしまう。刑務所、精神病院ではタバコは最後に残された自由である。タバコとアルコールは、なにもかも崩れ去ったとき、最後の楽しみのように感じられるものだ。インディアンやイヌイットは、いきなり接触した文明によって彼らの価値すべてを崩壊させられて、自然とアルコールに溺れていったのではないだろうか？　「個人的な行為」とはうまい言い方ではないか！要するに、自由と決定論の議論はまだ終わってはいないのだ。

＊11. B.Hoerni, *Cancérologie et hématologie pour le praticien*（一般医のための腫瘍学と血液学）Masson（2001）

＊12. G.Salem, S.Rican, E.Jougla, *Les causes de décès*（死因）John Libey Eurotext（2000）

＊13. *Report to the Senate comitee*, National Panel of Consultants on the Conquest of Cancer（1972）11月。S.Epsteinによる引用　*Gagner la guerre contre le cancer... Mais est-elle vraiment engagée ?*（癌に対する戦争に勝つ…しかし本当に戦いを始めているのか？）L'Ecologiste（2000）秋1号

人口の老齢化ということばも癌の説明にくり返し使われる。40歳で死んでも（癌を）予防する措置にはならない。やはり人は長生きを望むものだ。「寿命」や「長寿」について話すことは、長生きが当然好ましい目標であることを示唆している。寿命の長さから、数量的に進歩を評価したあとなら、私たちは少しばかり癌が増えるのを認めてもよいだろう。そうすると、成功した人生というのはその長さで評価されることになり、早すぎる死亡（65歳前）はなによりも「失われた幾年かの命」であって、国の目標にとっても、健康の統計にとっても侮辱である。望ましい最後の数年があまりにもしばしば絶望的であるということをほとんど忘れているようだ。

しかし、癌は長生きの代償として避けられないのだろうか？　自明の理のように、いつもくり返し言われることが説明されることは決してない。いったいどうして年齢が、本質的に、癌の説明になるのだろうか？　そうであると納得するには、好ましい環境に住む人々の複数の死因を比較するか、古い時代の死因と比較しなければならないだろう。「寿命」がずっと短かった社会でも、幼年時代という困難な段階をのりこえて、長生きした老齢者は存在した。彼らは同じ割合で癌で死んでいったのだろうか？　比較に耐えるデータがないために、答えることは不可能のようだ。反対に、疫学者がよく知っていることだが、年齢は一義的な結論を許すことのない、あらゆる種類の逃げ口をもたらす。より長く生きるということは、さまざまな発癌物質により長く晒されてきたことも意味するが、このわかりきったことは、癌についていずれのコメントにもあらわれない。

＊14. M.A.Schneiderman D.L.Davis, *Smokers : black and white* Science（1999）249号 228～229ページ
S.Epstein 引用「癌に対する戦争に勝つ…しかし本当に戦いを始めているのか？」L'Ecologiste 誌（2000）秋1号

＊15. P.Péquignot, A.Le Toulles, M.Bovet, E.Jougla, *La mortalité évitable liée aux comportements à risque, une priorité de santé publique* 週刊疫学会報（2003）30～31号

国際がん研究機関（IARC）疫学部の責任者パオロ・ボフェッタによると、この問題について、全般的な見解の一致はない。[*16] 80年代までは、「年齢を重ねるということは、癌の温床となる一連の遺伝子突然変異の原因となりえる発癌物質にくり返し晒されることである、と実際認められていた」とボフェッタは言う。その後、細胞の要素である末端粒子（テロマー）が問題とされるメカニズムが発見された。それによると、テロマーが時とともに徐々に短くなるにつれ、癌に対して抵抗力が衰えるという。したがって、たしかに年齢はこのように一つの役割を演じるのだろうが、どれだけが外部からの攻撃によるもので、どれだけが弱体化によるものかは、はっきりと区別はできない。それなのに、公式発言が手前勝手に高齢化の説明だけを取り上げていることは見逃せない。

理解するにも行動するにも、使いものにならない無意味な情報の典型的な例が、乳癌についてのパンフレットの中に見られる。[*17] たとえば「年齢は主要なリスク要因である」と警告している。さらに二つの警告がつづく。「すでに家族のなかに乳癌のケースがある場合はリスクが大きい」とか「一方の乳が癌の場合、もう一方の乳のリスクが高い」というものである。こうなると、乳癌の〈候補者〉には、個人的な確率を算定してもらい、乳房造影をくり返し受け、最悪の事態を怖れることしか残されていない。しかし、ホルモン要因、特にエストロゲン、ひきこもった生活、肥満のほうが乳癌のリスクに結びついている。また、職種別リスク要因についての疫学研究は示唆するものが大きい。医薬品産業、理容、美容または発送電、電磁場に晒される職場は乳癌のリ

＊16. 著者たちと対談。

＊17. *Réponses. Le cancer du sein*（乳癌への回答）ARC（2003）1月
Cancer,prévenir aujourd' hui（癌、今日予防すること）Assureurs prévention santé（2003）治療の現場のパンフレット）。注：リスク要因は病気に結びついた要因で、直接の原因を意味しない。

スク増加に結びついている。[*18] なぜこのことをはっきりと言わないのだろうか？　そうすれば癌から免れるやり方が実際にあるのだ。

飲酒や喫煙とは縁がなく、加齢ともかけ離れた人々も容赦されない。子供は有害な環境からとくに深刻な被害を被る。まず、子供は体重が軽い。硝酸塩で加工されたサラミは、20キロの子供にとって体重60キロの大人よりもはるかに危険である。子供の免疫システムが成熟期の途中にあるためでもある。子供の自然のバリヤーはまだ浸透性があり、有害物質が血液や脳にずっと多く入るという理由もある。さらに、たいていの汚染物質は靴で運ばれてきたり、子供が四つ足で遊びまわる地面に直接付着していたり、子供は手を口のなかに入れたりするから、という理由も挙げられる。そのうえ、母親のお腹にいるときに、母親が晒される物質に対して脆弱なため、子供はすでに子宮の中で心ならずも環境の質のバロメーターになっているのだ。子供の癌が増えるのは、長寿や喫煙癖が増えるからではない。健全な世界のさまざまな条件が後退するからである。

ところが癌は1～15歳の子供の二番目の死因であり、25歳未満では三番目である。残念なことに子供のデータは入手するのがむずかしい。フランスでは、死亡率だけが十数年前から入手できるようになったものの、その動向は推定しがたい。今日、子供の癌はしばしば治っているからである。[*19] そのため、規則正しく記録された記録簿をもとに、死亡ではなく小児癌の新しいケースを検討しなければならない。しかし、フランスでは小児癌の全国的な記録簿は最近のものである。1995年からヴィルジュイフ（訳注：パリ郊外の町。癌専門病院があることで知られる）にある白血

*18. 現行データの総括（公表された調査のうち、テキストに保留されている要因は生殖リスクの過剰に限られる）：J.- M et M.D.Dilhuidy, *Les Cancers professionnels*（職業癌）の中の *Cancers du sein*（乳癌）。前掲文献

*19. 子供の死亡曲線に関して、治療の進歩によるものか癌の進行によるものかを見分けるのは困難である。これらの稀な癌の死亡総数は少ない（約2000件／年）

病の記録簿と、１９９９年からナンシー市の固形腫瘍のものしか存在しない。
１９９８年、首相に提出する環境リスクの報告書を作成することになったアンドレ・アシエリは、フランスの最高の専門家たちに情報を求めた。アシエリは１９８５年から１９９５年のあいだに０～14歳児の脳腫瘍は１年に６％増加したと算定したが、明確なデータはなかったので、科学文献と厚生総局の数字を比較することで解決せざるを得なかった。アシエリは、こうした類の突き合わせに根拠が乏しいことを認める一方、「小児癌の国の記録には重大な欠落がある」と説明している。[*20]
ところが、２００３年4月にボルドーで開かれた医師の会合で、ヴィルジュイフの記録簿担当の疫学者ジャクリーヌ・クラヴェルは、次のように発言している。ここ10年間、子供の白血病の増加も、特定の地域でのクラスターも見られない。これは最近の研究が確証してもいるようだ。「フランス小児科の総合データに基づく総括作業は、１９９０～９９年のあいだに小児癌の顕著な増加を表していない」と、ナンシー市の固形腫瘍の全国記録簿の責任者ブリジット・ラクールは報告している。
現実には、フランスの記録データをもとに小児癌を監視するのは危険な企てである。ある傾向を引き出すには記録が新しすぎるのだ。フランスでなにも発表もされないうちに、海外では環境要因の子供への影響に関する発表がどんどん増えている。[*21] 多くの国が小児癌を研究する手段を獲得している。イギリスでは50年代から全国記録データが存在し、アメリカは１９７２年、スウェ

＊20. A.Aschieri, *La France toxique：santé-environnement, les risques cachés*（有毒なフランス：健康－環境、隠されたリスク）La découverte（1999）
＊21. たとえば以下の文献を参照。C.F. Moore, *Silent Scourge：children, pollution and why scientists disagree*　Oxford Univ.Press（2003）
Child Health and Environment Recent Cancer Trends in the United States Oxford Univ. Press（2003）。S.Devesa, W.J.Blot etc., *Journal of National Cancer Institute* 1995年2月1日87巻No.3

ーデンとイタリアは1980年から存在する。[*22] アメリカの研究に基づいた委員会の報告は、長期間についてみると、先進諸国で子供の白血病、脳腫瘍、神経系の病気が増加している、と指摘している。「フランスのデータはごく部分的にしか寄与していないが、国際がん研究機関（ＩＡＲＣ）で実施された研究作業の中で、欧州諸国全体は70年代から小児癌が全体的に増加していることに注目している」と、ブリジット・ラクールは述べた。

環境の毒性については他にも証拠がある。動物である。先にも述べたが、なぜ発癌を促すような悪い行為をとると疑われることもない多数の動物たちが癌にやられているのだろうか？

１９０３年に、すでにアメリカで鳥の癌が特定されており、１９１５年にはメンドリの、１９３３年には野生のウサギの癌がカンザスとアイオワで突き止められた。飼い主と同じ汚染された町に住む犬と猫は、飼い主と同じ有害物質に晒され、同じ病気で死んでいる。

癌の予防について数多くの論文を執筆しているイリノイ大学の名誉教授サミュエル・エプスタイン博士[*23]は、ペットも容赦しない癌に関心を抱いた。庭の手入れに化学物質を使う家に住む犬は、悪性リンパ腫が多すぎることを示している。[*24] 野性動物もまた、地表で生きるにしろ空中で生きるにしろ、生殖器異常または悪性腫瘍に冒されている。１９６９年6月、アメリカ国立がん研究所は、ＤＤＴに晒されたネズミが肝臓腫瘍にかかる頻度が高いことを確認した。ネズミに害のあるものが、どうして他の野性動物に有益であろうか。野生動物が18世紀と較べて長生きしているはずはない。世界でもっとも汚染度の高い海のひとつであるバルト海の漁で、変形した骨や腫瘍

＊22. S.Devesa, W.J.Blot etc. *La synthèse des données américaines sur les cancers de l'enfant*（小児癌についてアメリカのデータ総括）（United States SEER Programme 1975-1995）は、www.seer.ims.nci.nih.gov で検索可能。前掲文献
C. Magnani, P.Dalmasso, *Increasing incidence of childhood leukemia in Northwest Italy*, 1975-98。Int.J.Cancer 552-557（2003）; I.Crocett, G.Bernini, etc., *Incidence and survival cancer trends in children and adolescents in the province of Florence and Prato*（Central Italy),1985-1997。*Tumori*（腫瘍）（2002）88: 461-466

のある魚がますます多くみられるようになった。こうした魚も寿命が倍になったとでもいうのだろうか?

野性動物の癌研究第一人者であるスミソニアン学術研究協会のジョン・ハーシュバーガーは、魚の腫瘍を研究した。*25 こうした腫瘍は、自然現象でも、ウィルスによる一時的な現象でもなく、多環式芳香族炭化水素の沈積物による公害の結果である、と彼は結論した。多環式芳香族炭化水素は石油副産物や燃焼で生じる物質に存在する分子である。腫瘍は、工場や都市の廃棄口の下流であらわれる。泥や沈積物にまみれて底部に生息する魚が害を受けるのだ。こうした汚染物質が、捕獲された魚から摂取されたり、あるいは皮膚への付着から癌を発生させることになる。*26

この問題について、フランスでは研究が一件なされているだけで、しかも古いものである。しかし、アメリカではこの問題にもっと注目しているようだ。*27 アメリカの研究で、化学有害物質の脂肪内への蓄積が免疫システムの弱体化を引き起こし、その結果、ヒトや動物に感染症や癌の下地をつくることが確認された。カナダでは、1983年から1999年のあいだに、ベルーガと呼ばれるセントローレンス川の大きな白いイルカの遺骸129体が解剖された。モントリオール大学の獣医学部の研究者たちは、かつては見られなかった多種多様な癌を発見した。若いベルーガの18%、大人では25%が癌で死亡している。そのうちの1頭は、セントローレンス川の支流にあるサグネのアルミニウム工場の労働者たちと同じ膀胱癌を患っていたのだ。*28

*23. S.Epstein, *The politics of cancer* East Ridge Press（1998）
*24. Hayes, Tarone *Case-control study of canine, malignant lymphoma: positive association with dog owners use of 2,4dichlorophanoxyacetic acid herbicides* J.Natl Cancer Inst.83：1226-123 (1991) S.Epstein 引用 L'Ecologiste　前掲文献
*25. P.Bauman, J.Harshbarger *Frequencies of liver neoplasia in a feral fish population and associated carcinogens*, Marine Enviromental Research（1985）17: 324-327

沈黙とつつしみ

公式の発言というものは、ごく目立たないように発表されるか、沈黙が好まれるテーマというものがある。イギリスの二人の疫学者ドールとピートは、癌の原因について分布調査を行なった。二人が１９８１年に発表した表には権威がある。疫学上の知識というのは、再検討、矛盾する調査、専門家たちのあいだの口論といったものと並行しながら前進していくものだ。ほとんどの場合、それぞれの陣営が、ある原因について、逆の主張も可能であり得る科学的論証をつねに持つことになる。主張される原因が権威を認められるに到った成果でも、ある時期、信用のおける調査で食い違いがでることもありえた、ということだ。つまり、原因が特定されたとしても、その正当性を証明するのは非常にむずかしいのだ。

ここでは、癌の原因についての議論は単純である。30年以上前に定型化してしまった。ドールとピートのこの研究は、このテーマについての著作すべてに参考文献のようにくり返し言及され、彼らが作成した表は判例のようになっている。この表は意見や判断を方向付けるのに便利な根拠になりつづけているのだ。２００３年の癌に関する方向付け委員会も、型通り、この表をよりどころにした。したがって、その内容を知っておかなければならない。

この表はほぼ70％の癌を個人的な行為の結果としている。病人がいくつかの予防策をとってい

＊26. T.Colborn, D.Dumanoski, J.Myers, *L'Homme en voie de disparition ?*（人間は絶滅に向かっているのか？）Terre vivante（1997）。前掲文献

＊27. Balouet et Balouet, *Cancers d'animaux*（動物の癌）パスツール研究所年報（1980）メーゾン・アルフォール学校の獣医、フランス哺乳動物研究・保護会会長F.Moutouとの対談

たら、３分の２は癌を避けられたであろうと示唆しているのだが、なんとも大きな数字である。*1 避けられないと見なされる外部要因は全体の10％を占め、職業リスクは４％と見積もられている。

要因と癌による死亡率（％）

タバコ 22％
アルコール 12％
栄養物 35％
食品添加物 1％以下
生物繁殖特性 7％
公 害 4％
工業製品 2％
医療行為 1％以下
地球物理要因 3％
感染（ウィルス、寄生虫） 10％？

公式の発言では、真に整合性のある別の要因は、公式発言のなかにある不透明性と比例しているように見えるが、これら別の要因を検討するのはそれほどむずかしいことなのだろうか。石の

＊28. D.Martineau, *Levels of organochlorine chemicals in the tissus of belugas whales (Delphinapterus leucas) from the St Lawrence estuary, Québec, Canada* 環境汚染と毒物学アーカイブ（1987）16：137-147 T.Colborn による引用

ように硬直してしまっているこの表に対抗して、標識があまり立っていない道であるが、見解をかなり修正しうる道を歩いてみよう。急いでいる読者は結論に向かって直進してくださってかまわない。

・殺虫剤、農薬

もっとも大きな沈黙に伏されているのは、おそらく害虫や雑菌を駆除したり、栽培植物に有害な「雑草」を除くために農業で使われる殺虫剤や除草剤、いわゆる農薬である。殺虫剤は、庭、芝生、家で、犬や猫などにも、家庭用殺虫剤としても、除草剤、蚊の殺虫剤、ペットの蚤取り用首輪など、目的に応じて使われている。市町村も例外ではなく、広場や公共建築物、墓地などに殺虫剤を撒布している。フランス国鉄（ＳＮＣＦ）、県設備局（ＤＤＥ）は栽培植物を保護しようとはしないで、単に場所を小ぎれいにすることだけを考えている。草も生えない線路沿いの地帯が物語るように、なんでもかんでも殺してしまうような強烈なものを使用している。アメリカに次いで世界第二の農薬使用国であるフランスの使用量は、面積でみると世界のトップである。１９９９年には12万トン以上（その数年前には10万トン）を使用し、住民一人当たりに換算すると２キロの殺虫剤を消費した。

駆除剤が撒布されればされるほど、その対象になった生体は抵抗を増していくため、悪循環になって、使用量を増やすか、新しい製品を作ることになる。殺虫剤、除草剤、殺菌剤は虫にとっ

＊1. C.Hill, *Epidémiologie des cancers*（癌の疫学）Flammarion（1997）Doll and Peto による表。注：「栄養」とは、食習慣、または保存、調理、（亜硝酸塩、ニトロソアミンを含む）消化、栄養過多による変換を示唆している。食品加工業により食品に追加される「食品添加剤」も関与。「生殖生活の特徴」は晩い妊娠、思春期あるいは早期性交に関わる。対象とする医療行為は、半分は電離放射線とエストロゲンを含むいくつかの薬品（無視できると考えられる経口避妊を除く）。「地球物理学要因」は主として太陽、ラドン、花崗岩に含まれるウランによって自然に放出される放射性ガスを指す。

てだけでなく、人間を含むあらゆる動物にとってまさしく危険な毒物なのであって、なによりもまず、それを撒布する人々にとって毒なのだ。しかし農薬の使用は、殺すために生み出されたのだということを忘れるほど月並みなものになってしまった。

今日使われている殺虫剤や除草剤の大半は戦闘用ガスの副産物であり、これを殺虫剤として売ることで、戦争用に保存されたものを平和時に捌くことを可能にしているのだ。有機リン系の農薬は、第二次世界大戦のためにドイツ軍が用意した化学兵器（タブン、サリン）のように、思わぬはけ口を見つけた。問題を処理するためのこの極端な方法には、自然や生命に対して殺虫剤の前と後があり、アウシュヴィッツの前と後、ヒロシマの前と後というように、新しい関係の存在を思わずにはいられない。それぞれの製品にそれぞれのターゲットがある。たとえば、齧歯類（殺鼠剤、殺齧歯薬）、カラス（殺鳥剤）、ミミズ（線形動物駆除剤）、ナメクジ（軟体動物駆除剤）を始め、その他にも農業者が自由に全面的に農業を営む上で「有害」と見なすものや、私たちが自分たちの家や庭に好ましくないと見なすものがたくさんあるのだ。

殺虫剤は目的だけでなく、その化学特性によっても分類される。具体的には、有機塩素剤、有機リン剤、その他の3つのカテゴリーに分類される。しかし、もっと細かく見ていくと厄介なことがある。それは、数多くの物質がときとして同じ完成品の中に見いだされるからである。たとえば、人間への有毒性が疑われる複数の溶剤が同じ完成品に使われている場合である。あるいはダイオキシンが殺虫剤の調合を汚染することもある。そして、複数の有効成分がしばしば混合される。過去においては、少しでも把握されていたと仮定しても、こうして複雑化した効果はもはや私たちにはコントロールしきれないのだ。そのうえ、こうした恐ろしい「カクテル」をテストしないのだ。ボルドー大学の毒物学教授でフランス食品衛生安全庁（ＡＦＳＳＡ）の検査官ジャン＝フランソワ・ナルボンヌは「そのようなテストは、自動的に農業省と毒物委員会に拒否される」と説明する。「いずれにしても、従来の毒物学は混合物に対して評価手段を持っていない」とナルボンヌは語る。[*1] しかし、２００３年３月号の《経済研究・環境評価局月報》には、殺虫剤について次のように記されている。「ある培地の中に存在する複数の物質の相乗効果は、これらの物質が切り離して用いられた場合にはありえないような変調を内分泌腺にきたす可能性が充分にある……」

世界保健機関（ＷＨＯ）は、殺虫剤が呼吸器系疾患、ホルモン変調、アレルギー、神経生物学や行動上のさまざまな影響（知的能力低下、刺激物への反応低下、空間知覚低下、記憶障害、神経過敏……）の原因になっているうえ、世界で毎年１００万件の深刻な中毒を起こし、死亡者は22万人にのぼると推定している。リヨンにある国際がん研究センターは、発癌性の強度に応じて物質の分類を行なった。フランスで現在販売されている５００個もの有効成分に関して、およそ８％が「とりかえしのつかない影響の可能性」または「癌を誘発しうる」と分類されている。毒性がその存在理由なのだから、べつに驚くにはあたらないだろうが。

殺虫剤のヒトへの影響は、いくつかのメカニズムで説明される。遺伝子に有毒なもの、免疫防

*1. 本書著者たちとの対話から。

御に害を及ぼすもの、または内分泌腺を妨害するものがある。農業で使われる毒物と、ヒトのさまざまな癌とのあいだに直接の結びつきを証明するのはむずかしい。なぜなら、第一に癌にはさまざまな原因があるということと、危険物質に晒されてから15～30年後に発症する、ということがある。もし癌が1週間のうちに発症するのであれば、因果関係を論証するのは簡単だろう。しかし、発症まで何年もかかるので、一般的に調査は厳格であろうとすればするほど、あいまいになってしまう。しかも、殺虫剤はいたるところにあるのだ。

２００３年2月、フランス環境研究所は、98％の河川と58％の地下水に殺虫剤の成分が認められたこと、さらに、それより数年前に禁止された物質（リンダン、ジノセブ）がまだ存在していた、と報告している。野菜と果物は撒かれる水と一緒になんらかの物質を取り込んでしまう。欧州共同体の調査では、分析された野菜と果物の50％は殺虫剤の残留物を含み、８％は最高限度を越えていた。*2 連鎖の末端として、私たちはこれらの物質を脂肪の中にため込んでいるが、水溶性でないために身体はそれを排除しにくい。ニューヨークにあるマウントサイナイ医科大学は、健康なボランティアたちの体内に91種類もの化学化合物（殺虫剤、重金属、ダイオキシン、フランなど）を見いだしたが、そのうちヒトへの発癌物質は53個にのぼった。

これほど普遍的に共有されているリスクの影響を調べる唯一の方法は、他の人々よりリスクに晒されている人々を観察することである。そこで、頻繁に殺虫剤を取り扱う農業者たちがよく研究された。農業者は出歩かないわけでもないし、肥満でもないし、大都会の公害や、塗料、金属、

*2. *Monitoring of Pesitcides Residues in Products of plant origin in UE, Norway and Iceland*（1999）SANCO/397/01　F.Veillerette による引用
Pesticides, le piège se referme（殺虫剤、罠は閉じられる）Terre vivante（2002）

溶剤などの工場の有毒な空気に晒されているわけでもない。フランス人の平均よりも喫煙者数は少ないから、彼らは健康でありそうだ。たしかに、全地域を合わせてみると他の職業よりも農業者のほうが癌にならない。

しかし、ある種の癌は農業者のあいだでずっと頻繁に発症している。農業界での白血病、さまざまな悪性リンパ腫、骨髄腫の増加はかなり以前から知られており、これが農薬の使用に結びつけられている。その他の癌については調査によって相違があり、「科学的討議に最終的な結論は出ていない」。結合組織の癌（肉腫）、唇、胃、前立腺、皮膚、脳、肺、卵巣、胸（乳）、消化器の癌などである。おどろくべきことは、結論が論争の的にならない代わりに、方法論的な制約があるにもかかわらず、意味深い結果がくり返されていることだ。[*3]

制約のひとつは、正に疫学研究の弱点といえる「露出のデータ」である。リスクを評価するには、それを測る必要がある。そのためには、被験者を「晒された」か「晒されていない」かに分類するために、農薬の取扱い、使用量、使用頻度を再現しなければならない。実際にはだれ一人として殺虫剤（あるいは農薬）から完全に免れているわけではないので、これもまた理論的モデルでしかない。

あるドイツの研究では、有機食品だけで育てられた2〜4歳の子供の尿から検出された化学物質の残留物（マラチオン、パラチオン、ホスメット、オキシドメトンメチル、アジンホスメチル）の率はゼロではなかったけれど、ふつうに育てられた子供の6分の1であった。[*4] 非常に広が

*3. I.Baldi, B.Mahamed-Brahim, P.Brochard, J.-F.Dartigues, R.Salomon, *Effets retardés des pesticides sur la santé : état des connaissances épidémiologiques*（殺虫剤の健康への晩発性影響：疫学知識の状況）疫学・保健行政定期刊行物（1998）46号、134〜142ページ

った危険を是が非でも計量化しようとしているわけだ。この労力を要する作業は、使用者たちの記憶に頼るか、注文を正確に記録している農薬製造者に頼ることになる。一部の製造業者は、公衆衛生への関心を宣言して、保健行政のため数年前から研究者たちとチームを組んで協力している。しかし、もし研究によってこうした物質が危険であると結論された場合、このような高貴な意図は、どのくらいのあいだ優先されていくだろうか。

他にもいろいろな問題が生じる。それは、先ほども触れたように、研究者が「判断基準」と呼ぶ測定すべき出来事が、20年とか30年後になって生じるからである。大きな意味を持つ相違は、場合によっては確認された癌の件数の相違ではなく、殺虫剤への職業的な接触に応じて、癌による死亡者数を比較して追究される。確認した件数の増加は「統計的には重要」であるけれども「増加自体はたいして重大でない」と結論することは、現実を判断することにはならず、現実を映す鏡の質を云々することになってしまう。このような調査方法でまだ何かしらが見えてくるとしたら、見えてくること自体がもっとも驚くべきことなのだ、と認めるほうがずっと適切であろう。

農業者の子供たちの状況は、それほど論争の的にならない。なぜなら、残念ながら状況がずっとはっきりしているからである。受胎の前に両親のどちらかが農薬に晒されていたか、または母親が妊娠中に農薬に晒されていた場合、生まれた子供は脳腫瘍、白血病、ウィルムス腫瘍（腎臓）、エウィング肉腫[*5]、睾丸の腫瘍になるリスクが高い。伝統的に、農家での幼年時代というのは、ゆるぎない健康と結びつけられてきたが、今日では脳癌の高いリスクと関連することになってしま

*4. C.L.Curl, R.A.Fenske, K.Egithum, *Organosphosphores pesticides exposure of urban and suburban pre-school children with organic and conventionnel diets* Env. Health Persp.（2002）10 月 13 日

*5. 特殊な遺伝子変換の特徴をもつ希少腫瘍

ったのだ。[*6]

家庭で使用される商品の包装には、「企業秘密」を守るために品物の全成分が表示されるわけではない。使用者やその子供たちの健康よりもメーカーの繁栄が優先され、守られているようだ。このような透明性の欠如は、直接二つの影響をおよぼす。すなわち、消費者の商品選択をむずかしくし、疫学的研究を複雑にするのだ。蚊取りスプレーがニコチンと同じように癖になることを考慮しなくても、もし「蚊取りスプレーは癌を助長しかねない」と明記されていたら、人々が芝生や子供部屋の手入れにそれほど力を入れなくなるのは間違いない。

製品の説明書は、癌のリスクについて明らかに沈黙している。家庭用殺虫剤のなかには、ヒトに発癌性がありうると分類されているテトラメトリン、あるいはイギリスで禁止されている有機リン剤ジクロルボスを含むものがある。タバコの箱に記された喫煙者への警告と同じく、自由に販売されているこうした商品のパッケージにも、「除草は死を招きます！」あるいは「蚊やアブラムシにスプレーをかけると癌になります！」といった警告が明記されるように努力がなされているが、今のところ実現していない。有毒性を示す印として、ときおりこれらの商品に掲示される赤地に黒の×印では、バラの愛好家やハエを嫌う人に使用を思いとどまらせるのに充分ではないのだ。

農業者は、自分たちが使用する殺虫剤の毒性について普通の人よりも情報を与えられているが、それでもリスクを過小評価する。その理由は、第一に彼らには選択肢がなく、また、本能的な恐

*6. 幼年期の農場居住経験に関連して、確率が高いケースで基準とできるものをつきとめた研究 *Les Cancers professionnels*（職業癌）42章　前掲文献

怖を抱きつつ作業をしないためである。マスクと手袋をすることが絶えず思い起こさせる恒常的な脅威を抱えながら生きるのは、人間としてむずかしいのだ。

疫学は、殺虫剤と癌の因果関係を証明する手段があるのだろうか？　一般的に、疫学の研究は警告を発するものの不完全な結論で終わり、研究者は「補足的研究」をしたい、とくり返し願うようになる。つまり、「我々は解決に近づいている」、そして「解決に到達するために資金などの手段を与えてくれ」ということである。なぜ疫学者たちが殺虫剤の危険性を証明しなければならないのだろうか？　そして彼らにはその手段があるのだろうか。

M・マテイは、国民議会の議員でしかなかった頃から（まもなく厚生大臣に昇進）、すでにこれらの問題を深く認識し、次のように書いていた。「殺虫剤などの毒性はすぐに顕われることがある。しかしまた半ば慢性でもありえるし、慢性であることのほうが多い。この毒性はとりかえしのつかない障害を引き起こすことがある。……ヒトの健康はいちじるしく脅かされる」マテイは、〈エコ健康〉、〈エコ倫理〉という用語をつくり、公害に対する戦いや環境に関して医師の教育が必要であることを認めていた。また、環境省に医者がいないこと、厚生省にエコロジストがいないことも遺憾に思っていた。

こうした前向きな時期は過ぎ去ってしまった。フランスにおける「有毒性についての無知」から、社会福祉政策に関連した法律を準備する公文書は、平然とつぎのように断言している。[*7]「リスクとなる状況数や、公衆にとって気がかりになるモノ（化学物質、焼却炉、汚染土壌、携

＊7. 保健政策に関する法律制定に向けた練成：目標決定の全国専門家グループ報告書

帯電話など）は、ここでは取り上げない。インパクトを評価し、テーマとして取り上げる優先順位を決定するには、因果関係が確立されていないこと、量と効果の関係についてのデータ、曝露データなど、情報や知識が不十分である」

したがって、殺虫剤やその他の発癌物質の使用を早急に制限したくない人たちが心配することは何もない。癌はあまりにも複雑で、たった一つの要素に結びつけるわけにはいかない、というわけだ。アスベストだけがこの絶対的な決まりを破るものであるらしい。

２００３年秋、最終的に全面免訴となって終結した感染血液の問題[*8]は、保健行政に関する訴訟の判例となるのだろうか（訳注：フランスでも日本の薬害エイズ事件と同じく汚染された血液やそれを原料とした血液製剤による大規模なＨＩＶ感染事件が発生し、フランスでの被害は、血友病患者の約45パーセントがこの事件のためＨＩＶに感染し、それだけではなく、血友病患者以外の輸血などによる感染者数もエイズ発症者の数から、４０００～５０００人と見積もられた）。

農業生産が過剰になっている国では、市民の健康に有害な物質の使用が禁止されるか、少なくとも使用しないことを奨励するのが理にかなっているはずである。ところが、有害物質の使用はヨーロッパでもフランスでも補助されている。牛が太陽の下で草を食む場合には補助金はまったく出ないのに、トウモロコシ栽培１ヘクタールには、数種類の農薬処置が必要になり、そのうち発癌性が考えられるアトラジン（２００３年になってようやく使用禁止になった）は、５００ユーロの補助金をもたらすのである。

*8. この決定は、2000 年に「その目的に合わせて」整備された法律を根拠として採択することができた：保健行政のプロセスはこれまで以上に拘束的な引責基準を満たさなければならなくなる。

多くの国が殺虫剤の使用をいちじるしく制限した（スウェーデンは71％、デンマークは47％）。生産性が低下するとしても、多くの生命を救う公衆衛生のひとつの措置である。１９９０年のアメリカでのある研究によると、ＤＤＴの使用レベルを下げる規制がとられた後、イスラエル女性の乳癌による死亡率が30％減少したという。[*9]

ＤＤＴの減少が乳癌死亡率減少の唯一の理由である、と断言するのは不可能だとしても、癌で早死にする率がヨーロッパでもっとも高いフランスは、なぜ潜在的な発癌性物質の使用を制限する方策を考えないのだろうか。癌の予防政策は、こうした公の討論なしに済ませれば、必然的に信用を失うことになるだろう。なんの政策も討議されなかったというのは、いったいどういうことなのだろうか。

・ダイオキシン

ダイオキシン系の75個の化合物は、塩素を含む物質の燃焼で生じる。森の火災では1トンにつき30ミリグラムのダイオキシンが発生し、鉄鋼産業は年間に０・４キログラム、廃棄物焼却は年間１・５キログラム発生する。フランスは３２０の焼却炉を有し、ヨーロッパ全体の半数近くを占める。フランスは日本とともに世界でもっとも多く焼却炉を有する国のひとつである。煙が吸引されることはほとんどないので、ダイオキシンの大部分は地面に落ち、それが草食動物に食べられ、ヒトへの害は主に消費する乳の脂肪分に蓄積される。バター、肉、卵、魚にも見いだされ

＊9. J.B.Westin, E.Richter, *The Israeli breast-cancer anomaly* Ann.NY Acad.Sci. No.609

る。問題はここから始まる。

ダイオキシンは、怖がらなければならないものだろうか。エコロジストたちの団体や協会は、彼らの特質上当然であるが、事態を憂慮し汚染者を告発している。大半の焼却炉が規格に合っていないために、廃棄物の生産と破壊がひどくなる。焼却炉が改善されたり、近代的なものであっても、焼却残留物は肥料や建築材と名を変え、レンガや小石と混ぜられて道路や林道の盛り土として活用されたり、さらにブルターニュなどで農業者に供給される。無駄は一切ないというわけだ。しかし、このやり方が習慣として容認されることは、ダイオキシンを狡猾に全国的にばらまくことになり、その汚れた土に野菜や果物が栽培されることになる。憂慮する人々の輪が広がっていくのは当然である。

国民が心配しても、保健行政高等委員会のメンバーであるドニ・ズミルウの分析には響かないようだ。汚染された土地で家庭菜園をする人が、ダイオキシンに関連する癌が7％にものぼると心配しはじめると、彼らに次のように問いかけて安心させようとする。「2000年12月31日の新しい規制では、欠陥のある施設は閉鎖すると予定されていなかったでしょうか」と。その後、新しい焼却炉によるリスクは、ズミルウによれば《きわめて小さい》ことになった。

一方、ラジオ放送局RTLの科学ジャーナリストであるピエール・コーレル[*2]は、北イタリアのセベソ事故で、なぜあれほどのパニックになってしまったのか驚いている。この事件は、除草剤のひとつであるトリクロロフェニルを製造するセベソのホフマン・ラ・ロシュ製薬工場から、（ピ

＊1. D.Zmirou, *Quels risques pour notre santé ?*（私たちの健康にどんなリスクがあるのか？）Syros（2000）
＊2. P.Kohler *L'Imposture verte*（みどりの欺瞞）Albin Michel（2002）

エール・コーレルによれば）たった数グラム（専門家たちによると2キログラム）のダイオキシンが漏れたものである。ピエール・コーレルは、このダイオキシンは１８００ヘクタールに拡散してくれたので、「面積当たりの量は減った」という。セベソでは、ただちにみられた影響はごくわずかであった。事故の後、子供たちにはボツボツがいくつか認められ、ヒバリ、ウサギ、メンドリといった動物の死亡は、〈かろうじて〉３３００匹であった。そして、ピエール・コーレルは、ダイオキシンは「だれも殺さなかった」と結論している。このときの集団ヒステリーはたしかに行きすぎだったといえる。

事故から10年後、この地域で癌が顕著に増えなかったというのも事実である。しかし今日、ダイオキシンに対する語調は変わった。１９９７年、世界保健機関は2、3、7、8—ＴＣＤＤ（テトラクロロジベンゾパラジオキシン）を発癌性が確実な物質と分類した。この結論に到ったのは、国際がん研究機関（ＩＡＲＣ）が、セベソの住民と除草剤製造会社の労働者の集団について長期調査を行なった結果である。いずれのケースをみても、リスクはダイオキシンの摂取量に応じて増えていた。この完璧な例は、疫学者にダイオキシンと癌の因果関係を示すのに堅固な論拠を与えている。[*3] 20年後、セベソの住民をみると、ダイオキシンを受けなかった人と比べて高い罹患率を示すリスクは、全種類の癌で40％増であった（悪性リンパ腫だけは5・7倍）。たしかにセベソで拡散したダイオキシンの量は、フランスで測られた数値よりも１００倍から１０００倍高かったのである。ダイオキシンには生体内に蓄積されるという厄介な傾向があるだけに、少量で起こ

＊3. 共同評価。*Dioxine dans l'environnement, quels risques pour la santé ?*（環境のなかのダイオキシン、健康にどんなリスクがあるのか？）国立保健・医療研究所（Inserm）（2000）10月

る危険についての規制はない。[*4] １９９８年、環境省もダイオキシンが原因とされる癌の年間死亡件数を１８００から５２００と推定するようになった。

このように、ダイオキシンの作用については非常にあいまいな靄がかかっている。それにしても、少なければ少ないほど人々は健全だということでは、みな意見が一致している。ダイオキシンを性急に裁断すべきではないだろう。その作用は長期にわたる。つまり、ダイオキシンは遺伝子に直接有毒ではないのだが、遠回しなやり方で作用するのだ。たとえば、ダイオキシンは細胞の死を遅らせ、その結果、癌細胞の生存を助長する。ＤＮＡを傷つける酸化プロセスを引き起こす。多数の細胞受容体と相互に作用する。そして直接には突然変異を誘発しないものの、他の発癌物質によって引き起こされたＤＮＡの突然変異を固定化する、などである。

フランス食品衛生安全庁（ＡＦＳＳＡ）は、成人一人あたりのダイオキシン摂取量は、体重１キロ当たり１・３pg（ピコグラム、１兆分の１グラム）と推定している。この率は、世界保健機関が耐容摂取量とする１～４pgに近い。国立保健・医療研究所（ＩＮＳＥＲＭ）は、専門家の合同査定（鑑定・調査）作業によってダイオキシンに関する知識と勧告の現状総括をまとめた。フランスの母乳に関する研究では、脂肪1グラムにつき16pgが見つかった。この結果は２０００年10月の記者会見の際に伝えられたものだが、35歳未満の、少なくとも４週間授乳している女性を対象にしていた。合計では、母乳を与えられる子供の方が成人より50倍ものダイオキシンを吸収している。[*5]

＊4. その「半減期」(50％崩壊するまでに必要な時間) は数か月から30年 (J-F Narbonne) *La Contamination des denrées alimentaires par les dioxines* (ダイオキシンによる食品汚染) 欧州評議会 (2000)

子供は乳製品を多く摂取するだけに傷つきやすい。イゼール県のジリーでは、汚染がきわめてひどい焼却炉の付近に住む女性11人が彼女たちの母乳の分析を要求した。ＡＦＳＳＡは、「定義されたマニュアル」がないという理由で、分析結果は使用できないとし、その分析結果は「フランスの全国調査と欧州の調査の間に位置する」と結論した。たしかに、これらの若い女性たちの分析結果が代表的な指数とはならないことは事実である。なぜなら、彼女たちの大半がこの地域にかなり遅くなって移り住み始めたという事情があったためだ。「汚染で心配されるのは、この汚染された地域で長年、家庭菜園をして、毒物を大量に蓄積した老人たちである」と、ジャン＝フランソワ・ナルボンヌは説明する。「ヨーロッパ内で格差がある」とはいえ、母親が子供に与える母乳が汚染されているとき、私たちは集団としてどういう状態を選択するのか見直すときがきているのではないだろうか。

１９９９年になっても、まだ科学アカデミーは「いずれにしてもダイオキシンは自然が産みだすものだから」、「公衆衛生に重大なリスクとはならない」と評価していた。この論法では、有毒セリやタマゴテングダケなどにも適用できることになる。

・食品添加物

加工食品には大量の合成物質が使われる。保存剤、着色剤、味覚増進剤、うまみ調味料、感触改善剤、反凝固剤、粘ちゅう剤、ゲル化剤、甘味料、酸化防止剤、増量剤、食欲増進剤などであ

＊5. 前掲文献　162 ページ

る。食品表示には基本となる法律がなく、しばしば不可解な文字と数字に要約されている。製造業者はおそらく亜硫酸塩（E220）や、安息香酸、安息香酸塩（E210〜219）、あるいはサイクラミン酸ナトリウム（E952）といった名前よりも、文字と数字のほうが恐ろしげではないと判断したのであろう。合成甘味料サイクラミン酸ナトリウムは1970年にアメリカで禁止になった。ネズミの実験で膀胱癌を引き起こしたからである。体重をコントロールしたり、または子供の肥満対策として奨励される脂肪や糖分を抑えた飲物にとくに濃縮されている。『Que choisir〜何を選ぶか』誌のアンケートによると、有名なオレンジの糖分軽減飲料1缶半を飲むと、体重20キロの子供に許容される1日の摂取量を越えてしまうという。*1「それはそうだけどね！」コマーシャルは母親を説得する術を心得ていて、母親たちに語りかける。《心配なんかしないで》子供たちに喜びを与えてよいのですよ、と。

食品産業は数百の添加剤を使う。およそ3000の添加剤のうち600が公のリストに挙げられており、これら600の物質のうち200〜300個は着色剤である。豚肉加工品の好きな人は、E249、E250という謎めいた表示に用心するのがよいだろう。こうした神秘的な分類名称は亜硝酸塩を意味しており、バクテリア（細菌）の繁殖を防ぐ。それ自体（少なくとも大人にとっては）無害であるが、これらの物質は肉のプロテインであるアミンに混ざる。すると、亜硝酸または亜硝酸塩イオンが2級または3級のアミンに作用して化合物が形成される。これがニトロソアミンである。

*1. 月刊誌 *Que Choisir*（何を選ぶか）による分析（2003）9月407号

欧州委員会はニトロソアミンが遺伝子に有害な発癌物質だと認める一方で、デンマークの法律をEU法違反とした[*2]。デンマークは、衛生的考察がいかなるものであっても、豚肉加工食品の自由流通を侵害するものではない！　という国の法律を採択していたのである。ニトロソアミンは動物の肺、肝臓、腎臓、膵臓、食道、脳、膀胱の腫瘍を引き起こす。我々の「食通の」子供たちは、チクロ（サイクラミン酸ナトリウム）の入った甘味料軽減ソーダを飲んだ後、フォーク一刺の豚肉加工品を食べることで、亜硝酸塩の1日の許容限度量に達する。豚のばら肉またはベーコン100グラムですでに許容限度に達してしまうのだ[*3]。

愛情と新鮮な水に囲まれて生きているものたちも、やがては水に含まれている硝酸塩につかまってしまう。農業、特に集約的畜産で作られる肥料や動物の排泄物は、浸透すると地下水層に、流れれば地表の水（川や池）に含まれることになる。窒素はあらゆる有機物質が劣化した化合物であり、窒素が酸化の最終段階にいたると硝酸塩になる。バクテリアの影響で亜硝酸塩に変質した硝酸塩が水の中に存在することになるのだ。

バクテリアは肉を消化するときに恐ろしいニトロソアミンを生産する。ニトロソアミンは、もはやなんの手助けがなくても発癌物質となる。豚肉加工品の他には、水、果物、野菜の中に間接的にニトロソアミンが見られる。このニトロソアミンは、DNAの自己複製の際に突然変異を誘発し、また、とりわけ霊長類では神経システムに対してある種の向性を持つ[*4]。「ニトロソ化合物は突然変異を誘発する物質であり、多数の動物について発癌のさきがけをなす物質である[*5]」その

＊2. 1999年10月26日付けEU委員会決定1999/830/CE。

＊3. 月刊誌 *Que Choisir*（何を選ぶか）（No.407、2003年9月）が検査した賽の目切りの豚のばら肉18ロットのうち8ロットでは、1食分75g中に2mg以上の亜硝酸塩が含まれていた。これは20kgの体重の子供にとっては最大摂取量に相当する（耐容摂取量：0.1mg/日/体重kg）。

＊4. *Les Cancers professionnels*（職業癌）から I.Baldi, H.Loiseau, G.Kantor, *Cancer du système nerveux central*（中央神経系の癌）。前掲文献

ため、ラボで実験的に脳腫瘍を引き起こすのに使われている。

ブルターニュでは、化学肥料と豚、家禽の集約的畜産のせいで、ほとんどの水道水は飲料に不適切である。[*6] 地下水層も栽培用灌漑用水も汚染されている。すでに飽和状態の土のうえに、さらに堆肥が撒かれている。

行政当局には、一部の人々の間違った行為を制限しながら、万人のために水質の回復に取り組むことを期待したい。これはまた欧州委員会によって当局に課されている使命でもある。しかしフランス政府は、農業の生産過剰と水質の間で選択を迫られると、長いあいだ生産過剰の道をとることをためらわなかったようである。この件で、フランス政府は市民団体（ブルターニュの水と川）からも私企業（水道事業のリヨネーズデゾ社）からも激しく非難され、またＥＵからは制裁を受けた。[*7]

硝酸塩系肥料をめぐって抗争がつづくとすれば、それはまた主張に一貫性がないからでもある。癌と戦うために、なぜ野菜・果物の摂取を奨励するのだろうか。すでに野菜・果物が硝酸塩の主な供給源となってしまっているのに。

フランス食品衛生安全庁（ＡＦＳＳＡ）の検査官で、フランス国立工芸院（ＣＮＡＭ）の毒物学教授モーリス・ラバシュは説明する。「野菜・果物は、強力な酸化防止剤であるビタミンＣやトコフェロール[*8]のような保護物質も含んでいる。ビタミンＣやトコフェロールは硝酸塩が亜硝酸塩に変化するのを防止する。毒性という意味では、水から摂取される硝酸塩の量と、野菜の消費

＊5. R.Beittel, *Analyse des risques mutagènes et cancérogènes : nitrates, nitrites, composés N.nitrosés*（変異原と発癌物質のリスクの分析：硝酸塩、亜硝酸塩、Ｎニトロソ化合物）ファオントゥネー・オー・ローズ原子力研究所、報告書 5403（1987）

＊6. 2002 年の会計監査院の報告によれば、フランス全土の水の 40％は汚染率が１リットル当たり 50 ～ 75mg であり、また 75mg 以上の汚染が 9％あった（世界保健機関の目標数値は 25 で 50mg が最高限度）

によるものを同じように扱ってはならない……」

ニトロソアミンは、ある種の食品が焼かれるときに形成されることがあるし（揚げ物、バーベキュー）、麦芽の乾燥のような生産作業を通して形成されることもある。肉の消費と癌の関係を解明するには時間がかかるだろう。「なぜなら、癌になるかならないかは、料理方法によって異なるからである。炎に溶ける油は多環芳香族炭化水素（ＨＡＰ）と複素環式アミンの形成を引き起こすが、後者は知られている中でもっとも強力な突然変異誘発物質である……」[*9]

・空気と大地

空気、水、大地はつねに純粋さ、豊かさ、寛容に結びついている。あらゆる生命は呼吸し、水の中に生命を享けるか、大地に根を生やし、空気、水、土を滋養にして強くなる。これほど重要で貴重なこれらの要素は、最大の入念さと注意深さの対象になるものと期待されるだろう。だが、現実は多少違っている。私たちは多くの物質を吸い込む。そのうちのいくつか、たとえばベンゼンと多環芳香族炭化水素は、国際がん研究機関（ＩＡＲＣ）によって発癌物と分類されている。フランスの自動車の総保有台数の多くがディーゼル・エンジンの車になったことは、すでに高いリスクをさらに深刻にしている。Ｄ・トリショプゥロスは、１９９３年、ディーゼル・エンジンがフランスで２００件の肺癌を引き起こしえただろうと推定していた。[*1] バスは1台で、走行1キロメートルにつき1グラムのタールを排出するが、これはタバコ１００本に相当する。大都会の

*7. 欧州裁判所によって2001年3月8日に下された判決266/99。この判決を適用しなかったフランスは理由を付した指示（2003）の対象となった。1072　1992/4200、2003年4月2日

*8. ビタミンＥ

*9. 本書の著者たちとの対話。

住民は、70年間に燃えた炭素を正味100グラム吸い込む。この中にはベンゾピレン10ミリグラムが含まれている。ネズミは、この物質1ミリグラムの数十分の1吸うと癌腫瘍を引き起こす。[*2]

ネズミがラボで一度ディーゼル排気ガスを吸い込むと、その肺胞はその形跡を300日間残す。[*3]ベンゼンは、げっ歯類の皮膚に塗布すると発癌効果を示す。ヒトでは白血病に到る。すべての汚染物質は相乗作用があり、これを評価することはまだ不可能である。アンドレ・シコレラは、「平均的な喫煙者は、パリの街中で1日車を運転するのに相当するベンゼンに晒される」[*4]とみなす。

産業公害が都市で減少したとしても、車の公害は増加した。なぜなら、エンジンを少しばかり改良しても自動車そのものの増加を埋め合わせることができないからだ。この公害はヒトを死に至らしめる。

全国保健行政ネットワークは、大気汚染による早死にがパリでは約300件、リヨンでは40件あると推定した。WHOは、1998年のフランスにおける約1万7000件の死亡は大気汚染によるとした。それに数千人の病人を追加すると交通事故の2倍になるという。癌はこのデータの中で明らかに計数化できるものではない。アメリカのある調査によると、粒子の濃度がより高い131の都市地域では、汚染の少ない地域より肺癌による死亡率が26％高いという。[*5]

J・F・マテイは、《健康と環境の関係》[*6]についての報告のなかで次のように書いている。「我々の社会では、自家用車が占める位置についての議論を回避することはできないであろう」。そうはいうものの、現在までこの問題が議論されることはなかった。

＊1. *Pollution atmosphérique due aux transports et santé publique*（輸送・交通による環境公害と保健衛生）から引用。科学アカデミー（1999）10月
＊2. P.Darmon　前掲文献
＊3. フランス国立科学センター（CNRS）生物学元研究部長 Claude Reiss との対話。

世論のプレッシャーによって、当局はこの問題に取り組むと述べた。最初にとられた措置は「公害のピーク」という概念を発明したことであるが、これは、大気汚染や低層部汚染と比較して異常であるというのに過ぎない。「レベル３」は「警報プロセス」を発動するというもので、「一般市民に情報を与えて」、とくに車の速度を時速60キロに落とすのが好ましいと知らせる。このささやかな速度制限は、多くの運輸業者には耐えられないと考えられる。輸送業者はいかなる拘束にも激怒するので、議員たちは彼らの機嫌を損ねるのを好まない。

しかし、１９９７年10月１日に、自家用車の運転制限がたった１日だけ実施されたことがあった。この日、公害は実際に減少し、交通はスムーズになり、自家用車を乗り合うという現象が自然に成立した。まったく期待に反して、83％の人々はこの経験は実りあるものだったと評価した。しかしその後、この経験がくり返されることはなかった。

したがって、大気汚染の減少は選択の問題である。行政当局が行った選択は、自動車税の納税証紙の廃止と、トラック運送業者を苛立たせないためのディーゼル（軽油）課税の廃止である。そして、行政当局は、トラックの貨物輸送（ピギーバック輸送）と公共交通の政策を開始した。しかしこの措置はあまりに野心的で、交通量とトラック運送量は著しい割合で増加の一途をたどっている。この件に限って言えば、公衆衛生と自動車交通、つまり私たちの肺と排気ガスの間では、石油が優先されていることは明白である。個人主義がその残りを占めるわけだ。各人が自分の車の中に一人でいたいと願うかぎり、そしてこの意思が押し通されるかぎり、損害を互いにな

＊4. L.Schwartz, A.Cicolella, *Le cancer, une maladie de l'environnement*（環境の病気：癌）*Sciences et décision en santé environnementale, Les enjeux de l'évaluation et de la gestion des risques*（科学と環境保健行政の決定：評価とリスク管理の争点）科学・社会コレクション（1997）11月6号

＊5. D.Zmirou *Quels risques pour notre santé ?*（私たちの健康にどんなリスクがあるのか？）Syros（2000）46ページ

すりつけるほうが各人の責任を認めるよりも容易であろう。

フランス科学アカデミーは、大気汚染の被害を否定はしないものの、以下のように巧妙な判断を下した。「教条的であってはならない。都会での生活は田舎の生活と同じように健全でありうる。空間は狭いながら、文化生活に有利である」[*7]。それでも、報告書の中で、「大気汚染が《顕著な》リスクとなっている」ことを認めた。「このリスクはタバコのリスクと同一視すべきではないが、他の公害物質のリスクより大きいとも言えない」とし、また「比較的弱い汚染であるとしても、大気汚染が健康に与える影響が存在することは大いにありえるであろう」[*8]と、認めている。しかし一方で、「フランスでは、寿命の推移と大気汚染の間に相互関係はまったく現れていない」とも述べ、単に交通を「スムーズにし」、エンジンと情報の改善を推奨している。

フランス医学アカデミーは、十分に意見を求められなかったと遺憾に思っていたようだが、２０００年12月18日、都市の健康に関する科学アカデミーとの共通会議で、汚染や公害は癌の頻度に影響を及ぼさないようであり、むしろ犬、ネコ、魚、鳥、げっ歯類のもたらす細菌性の内毒素を心配したほうがよいだろう、というコメントを加えるのがよいと判断した[*9]。

石炭タールやピッチからも生じるが、石油の副生成物である多環芳香族炭化水素（ＨＡＰ）は、工場でも家庭でも、あらゆるタイプの燃焼によって作られる。鋳造、製鉄、電気分解によるアルミニウム製造は、ＨＡＰの強力な発生源であり、多数の職業癌を引き起こすが、特に膀胱癌と肺癌が多い。ディーゼル・エンジン、タバコの煙、食品の加熱もまたＨＡＰを生みだす。

＊6. J.-F.Mattéi, *Les Liens entre la santé et l'environnement, notamment chez l'enfant*（健康と環境の関係、特に子供における場合）国民議会（1996）2 巻 №2588
＊7. *Livret sur l'environnement*（環境に関する小冊子）科学アカデミー（2002）2 月 20 日
＊8. *Pollution atmosphérique due aux transports et santé publique*（輸送・交通による環境公害と保健衛生）科学アカデミー 報告（1999）10 月 報告№12
＊9. 医学アカデミー文書（2001）2 月 №5

化学物質が家庭にも入り込んでくるということを忘れて空気汚染に言及するのは片手落ちであろう。家庭用電気掃除機の袋の中身を分析すると分かるように、家の埃はポリ塩化ビニル（PVC）、ゴム、塗料、プラスチックなどの構成要素であるフタレート（生殖に有毒）、有機スズ化合物（免疫系に有毒）、塩素を含むパラフィン類（発癌物質）を含んでいる。[*10]

そしてまた、発癌物質の多くが液体、固体、気体という形で、目立たないまま地中にも埋められている。こうするのは、こうした物質を消滅させるための処置のようであるが、これらの物質を遠ざけるのではなく、逆に接近させ、土と水へゆっくりと同化させてしまうと考えられる。環境省の調査によると、県あたり数千の工場跡地が汚染されたままになっているという。こうした区域は、しばしば娯楽施設または分譲地に転用されて、子供たちが遊び、呼吸し、毒を含んだ土をひっくり返すのだ。炭化水素あるいは溶剤が不法に処理された区域の土を掘ると、解明されていない癌の発症率にあやしげな影が見えてくる。

ブルゴーニュ地方にあるエピナック村では、塗料とワニスを製造するビチュラック社がドラム缶に入れた廃棄物をそのまま地面に埋めて処分した。重金属、炭化水素、揮発性化合物を含んだ廃棄物である。工場の閉鎖後、すべてがそのまま放置された。700トンの廃棄物の処分にかかる73万ユーロの支出は行政当局が負担することになったが、その後、資金不足で建物の除染と自然地下水層の調査は断念された。郡は膵臓癌による死亡率の過剰は、この汚染のせいだとした。この状況は現地の医師たちに注目され、内科専攻の教育を終了したジャン＝ルイ・グロは博士論

*10. M.Frat　グリーンピース報告書の引用。*Pollutions : à la maison aussi...*（公害：家でも…）日刊紙 Le Figaro（2003）10月28日

文のテーマにした。この論文の科学的価値に異議を唱えた県福祉衛生問題担当局（ＤＤＡＳＳ）は、10年来異常はなにも認められていないと述べた。市民団体を組織した旧従業員たちの要求にもかかわらず、採掘鉱床にある地下水は飲用が禁じられているという口実で、地下水層はまったく分析されなかった。

とはいえ、住民は村の井戸から水を汲み、彼らの庭に水を撒いているのだ。火打石や石の彫刻が歴史に残る土地が、私たちの時代には発癌物質を残すというのだろうか。内科医組合は、研究者とジャーナリストたちの出席のもとに、ふたたびエピナックの病気と癌の環境的原因について討議をはじめた。

県福祉衛生問題担当局（ＤＤＡＳＳ）の新しい責任者は次のように結論した。「住民の不安を考慮し、もしそれが平穏を回復する唯一の措置というならば、エピナック小郡の癌の進行について疫学調査を開始する[*11]」。勘違いしてはならない。彼らの目標は安心させることにあるのだ。県知事、県福祉衛生問題担当局、あるいは地域圏産業環境局（ＤＲＩＲＥ）などが往々にして設定する野心的な任務というのは、なによりも住民からの大きな突き上げを避けるということである。ここでもまた、多すぎる癌の原因を汚染された土壌のせいだと認めることは容易ではないし、将来も容易ではないだろう。それを実現するためには、この問題に関心を寄せなければならず、タバコとアルコールが労働者の町にも打撃を与えるとしても、タバコとアルコールだけが癌の原因であるかのような固定観念から抜け出さなければならないのだ。

＊11. Gilbert Charles, *L'énigme des cancers d'Epinac*（エピナックの癌の謎）L'Express（2003）９月18日

福祉問題監督総局は、2003年の報告書で、パ=ド=カレー県において無断で投棄された廃棄物が発見されたことから、その土壌の状態を説明している。これは60年代に、住宅地付近に捨てられたもので、投棄量は15万トンと推定される。その土壌に含まれていた重金属は、鉛については、処理場の泥として農地への撒布が許可される基準値の1400倍、カドミウムは2400倍に達していた。しかし、これらの物質はゴミ捨て場がなくても、近くに工場の煙突があれば、自宅の庭でも充分に見つかるものだ。ノール県の工業地域付近にある労働者用家庭菜園は、汚染度が非常に高く、そこで栽培される野菜にもこれらの物質が深刻なほどに浸透している。*12

科学アカデミーは、炭化水素で汚染された20万か所以上の用地を調査したが、そのうちの2万4000か所は以前ガソリンスタンドがあったところだった。*13

・電離放射線

放射線被曝による癌の歴史は、X線発見の5年後に始まった。放射線取扱者は苦い経験を経てこれを学んだ。彼らが最初に被害を被ったが、彼らだけではなかった。ヴィルジュイフにあるギュスタヴ・ルスィ研究所の白血病記録簿責任者であるカトリーヌ・ヒルは、子宮内被曝は白血病と大半の小児癌のリスクを増大する、と明言する。放射線科医は現在では効果的に保護されているが、病人については状況は同じではない。病人も、その医者と同様にレントゲン検査を月並みなものと考える傾向がある。レントゲン検査は、とくに子供、妊婦、特定の虚弱な人々にとって

＊12. Z.Zmirou, *Quels risques pour notre santé ?*（私たちの健康にどんなリスクがあるのか？）Syros（2000）149ページ

＊13. *Pollution localisée des sols et des sous-sols par les hydrocarbures et par les solvants chlorés*（炭化水素と塩素を含む溶剤による土壌と下部地層の局部的汚染）科学アカデミー（2000）

危険である。電離放射線に対しても、私たちは平等ではないのである。

月経閉止期前期の女性に年に一度の乳房造影を施すと、10年後、乳癌のリスクが20%増加する、とサミュエル・エプスタイン教授は報告している。[*1] 他の研究者たちは結果を数値化していないが、乳房造影を頻繁にくり返すことで「当初の目標に反して、逆効果になる」ことがありうると認めている。[*2] しかし、このリスクはどのように評価したらよいのだろうか。もし量的、流量的に多大な放射線が白血病、骨肉腫、あるいは肺癌の確率を高くするとすれば、「少量」の放射線は際限もない議論の対象となるだろう。同じ著書のなかで、著者によって100mSv（ミリシーベルト）以下だと有毒性は全然証明できないというものと、一生の間に100mSvを被曝した1万人に対して3件から57件の癌が増加するという議論がある。[*3] 別の言い方をすれば、一部の人々は100mSv以下でも影響が出るということに反論し、他の人々は、この関係は「閾値なしの線形」だ、つまり、癌のリスクはつねに被曝した量に応じて増大すると主張する。この相違は激しい科学論争を活発にするが、これらの論争は核エネルギー推進派と反対派の対立に大きく関わっている。

じつは問題はもう少し複雑で、単位時間あたりの流量を考慮しなければならない。10mSvを15分で被曝するのか、1年のうちに被曝するかによって、細胞への害は異なってくる。クルーズ県での年間被曝量（7mSv）とスキャナーで受けた量（2~10mSvの間）を比較することは、最初の数値は12か月間を通じて継続的に受けたものであり、二番目の数値は数分のうちに受けた

*1. National Academy of Sciences (1972) : *The effects on populations of exposure to low levels of ionizing radiation*. Report of advisory Committee on the biological effect of ionizing radiation (BEIR) National Research Council, Washington DC (L'Ecologiste, S.Epstein による引用)

*2. A.Spira, O.Boutou, *Rayonnements ionisants et santé mesure des expositions à la radioactivité et surveillance des effets sur la santé*(電離放射線と健康：放射能被曝対策と健康への影響) 環境・厚生省への報告。La Documentation française (1999) 129ページ

量である点を無視することになる。[4]

規則はそれでも基準を設け、被曝の許容限度を定めている。一般の人は年間1mSv、放射線関連労働者は20mSv（例外的に〈特別〉許可のもとで40mSv）である。

核エネルギーは照射（被曝）のひとつの原因であるが、論争の原因でもある。19か所で稼動している原子炉58基をかかえるフランスは、世界で最も原子力化した国のひとつである。この現実には歴史がある。「軍事上の核はドゴール将軍の独立戦略の頼みの綱であったので、民間の核が同じオーラを享受したのである。たとえば、フランス原子力庁（CEA）とフランス電力公社（EDF）の社会的地位がそれを物語っている……」と、アルフレッド・スピラは書いている。[5]

このエネルギーの選択は、70年代のオイルショックという緊急問題が発生したときにすみやかに取られた。そして、これは一部の人々には国の独立を象徴し、他の人々にとっては奈落へと急ぐレースであった。人工電離放射線は、医療放射線学、原子力産業の廃棄物、軍事目的の大気圏での核爆発の残留物、さらには発電所のメンテナンス時の労働者の直接被曝に関連している。すべてが本書の主題をしのぐ論争を免れないので、私たちはこの難しい問題について二つの面だけを言及するにとどめる。

ブザンソンの保健衛生教授ジャン＝フランソワ・ヴィエルは、厄介なこと（後に詳述する）になるとは思わずに、ラ・アーグ（訳注：ノルマンディ地方コタンタン半島先端の岬。核燃料再処理工場がある）近辺である研究を開始した。ラ・アーグは、白血病がよそよりも多いと思われているところであ

＊3. *Les Cancers professionnels*（職業癌）2巻序文（C.Vrousos）または（F.Gehanno）前掲文献

る。[*6] J＝F・ヴィエルは、市井の医師や住民に質問をして、白血病の子供たちと別の地域の基準となる子供たちを比較する調査を行なった。その結果は、母親か子供が現地の海岸によく出かけるか否か、子供たちが貝を食べるか否かが白血病のリスク増大と結びついていることを示している。

当時、環境大臣であったコリーヌ・ルパージュは、J＝F・ヴィエルが提議した問題を掘り下げることを望んだが、他の人々は異議を申し立て、ラ・アーグで別の疫学調査をするように要求した。「我々の国ではこの種の疫学調査など行なわれたことなどない」という理由で、環境大臣は、まず強い抵抗にあった。この問題について、1997年に環境大臣、厚生大臣への報告を担当したアルフレッド・スピラは、ラ・アーグにある世界最大の核廃棄物処理工場は「地球の放射能廃棄物の65％の再処理を行なっている（アメリカを含む一部の国々は当面のところ彼らの核廃棄物を処理しないという選択をしている）」。この種の工場はイギリス、ロシア、日本にあるのみで、ほとんど存在しない。「原子力産業の大きな発展によって特徴づけられる文脈のなかに、放射線防護の弱さや、疫病監視がほとんど存在しないということがあり、そこに《ラ・アーグ事件》と呼ばれる事件が発生した[*7]……」

原子力発電所の廃棄物は、国際規則によって取るに足りないと判断される危険の水準に制限されている。少なくとも規則を決める人々がそう判断する水準である。「受け入れら

＊4.（Tubiana 教授が後援する EDF の医療関係者インフォメーションセンターによる作成・配布の）医師及び薬剤師向けの公式パンフレット。*Santé, radioactivité et rayonnements ionisants*（健康、放射能、電離放射線、2003 年）では、電離放射線被曝レベルを mSv で以下の含有量としている（抜粋）。ヒトへの発癌リスク：500/ 世界の一部の地域にあるラドン年間量：100/ 世界の特定地域のラドン年間放射線量：100/ 労働者の年間被曝限度：20（特別の例外的許可：40/ スキャナー（平均）：4 / フランスにおける年平均自然被曝：2.5/ 医療被曝（年平均）：1 / フランスにおける原子力産業関係者の年平均被曝量（計算値）：0.001。この表は流量（年間被曝量と一時的被曝が同じように扱われている）や、住民間の被曝量の配分（格差）（ある人々の方が被曝度が高い）、いちばん脆弱な人々（子供、妊婦）の配分などを考慮していない。

れる」リスクはふつう、年間10万人に一人の余分な癌と定められている。この規格はふつうに適用されているものの、稀にしか国民に知られていない。この種の決定が公の議論に付される慣例もない。もっと重大な被曝の影響のほうが、理論的にはずっとよく知られている。

したがって、「同意された」リスクは、とりわけ発電に欠かせない職業に就く特定の人々にとって増大する。アメリカ大陸発見前の先住民が神々にヒトを生贄にするといって憤ったその社会が、現代性または快適さの名のもとに、いくらかの癌を受け入れているのである。生贄にされた人々は名誉もメダルも勝ち取らず、たいていの場合、職業病と認定されることすらない。

重大でありながらあまり知られていない問題は、原子力発電所の装備・設備のコック類や配管作業をする労働者2万5000人にとって深刻である。これらの従業員は年間の集団被曝量の80%を受けていて、とりわけ白血病、骨肉腫や他の電離放射線に関連した癌のリスクに晒されている。電気の使用者たちよ、フランスで我々が明かりをつけられるのはこれを代価にしているのだ。

フランス電力公社は、80年代末、もっとも危険な作業を下請け業者に任せるようになった。これで大幅なコスト削減が可能になり、この公企業は従業員の保護規則から解放された。定期的な任務のために臨時労働者を使うことは労働法典で原則として禁止され、例外的な必要にかぎって認められている。それにもかかわらず、原子力発電所のメンテナンスは臨時従業員に任されていて、数多い出張や不安定な雇用契約が彼らの健康保護の障害になっている。

このしくみは国立保健・医療研究所（ＩＮＳＥＲＭ）の研究ディレクターであるアニー・テボ

＊5. A.Spira, O.Boutou。前掲文献。120 ページ

＊6. J.-F. ヴィエルはフランスの原子力用地付近における罹患率の最初の調査を始めて、1993 年に発表した。ボーモン・アーグ小郡で 25 歳未満の人口に白血病が多いことを観察した（予想の 1.4 に対して 4 ケース）が、統計的には《重大な意味を持たない》とされる。「私の結論では、疑問点は消えない」と *La Santé publique atomisée*（被曝した公衆衛生）に書いている。 Découverte（1998）

＊7. A.Spira, O.Boutou　前掲文献　24 ページ

ー＝モニーが明確に説明している。[*8] この新しい労働組織形態は、「命令を与える人（ここではフランス電力公社）が実質的に〈被曝量に応じた雇用管理〉を実施するのを可能にしている」と彼女は説明する。異なる事業者（フランス電力公社、コジェマ社〈現アレヴァ社〉、フランス原子力庁）の所有する共通ファイルをとおして、すでに許容被曝量に達した労働者を再雇用しないことが可能になっている。このファイルは、労働者ごとに被曝した電離放射線を集計していて、被ったリスクを口実に臨時従業員が「任務終了」とみなすことが可能になっている。こんなことは、法に適っているのだろうか。[*9]

この雇用労働者の選択方法では、いかなる場合も痕跡は残らない。「この情報処理システム（……）は、民事であれ刑事であれ、裁判でフランス電力公社が一切責任を取らなくてもすむように企業を守っている。差別の証明は不可能で、１９９８年12月の政令は、晩発する職業病（白血病、癌）の場合、被曝した放射線量の記録保存が維持されるのかどうかを明確にしていない……」。原子力発電所の臨時労働者の痕跡は容易に見失われてしまうので、全員の疫学調査はどのようなものであっても不可能になる。日本では、原子力産業の外部労働者の癌死亡が6倍であることが明らかになった。[*10] フランスでは、この種の調査は不可能だ。「下請けで働く外部労働者の労働災害や職業病についての全国統計の原資料が一切存在しない」と、アニー・テボー＝モニーは書いている。フランスにおける職業リスクの不透明性、彼女の言い方では「社会的に構築された不透明性」は、データの不在だけではない。もっとも深刻な問題が存在するところでデータ

＊8. A.Thébaud-Mony, *L'Industrie nucléaire, sous-traitance et servitude*（原子力産業、下請けと隷従）Inserm-EDK 刊《公衆衛生問題》2000 年。この説はこの論文を基にした。

＊9. これらは次の３つの法律と矛盾している。1978 年 1 月 6 日の情報処理と自由法２条。労働医によって医学的不適格と見なされた場合を除いて、雇用希望者の健康状態に関連した職務へのあらゆる差別を禁止する 1990 年 7 月 12 日の法律。「仕事の衛生と健康に関する措置は労働者にいかなる負担もかけてはならない」という労働基準法 L 123-11 条　A.Thébaud-Mony　前掲文献　191 ページ

収集を組織することができない、ということである。実際のところ、職種ごとの調査は、労働者が職業を変えると効果が失われる。臨時労働者は、彼らが《被曝のクレジットポイント》と見なすものを超過すると、職業と産業リスクを変えるのだ。

一般市民向けに推進された「安全の文化」も、原子力発電所の近代化も、あるいは「どんな些細な異常にも」発動するという精密な警報システムも、「原子力の臨時労働者」に定期的に委ねられるメンテナンス作業の必要性や危険性を消滅させるわけではない。フランス電力公社の職員が臨時労働者よりも8分の1から15分の1の放射線量で仕事をしていると知っていて、「原子力労働者に認められるリスク増加はない」[*11]と、つねに報じられる声明は、現実を知らない人々、あるいはなにも知らないふりをする人々を安心させるだけである。

・電磁場

田舎で頭を上げるか目の前を見れば、フランスでは、すみずみまで高圧線や超高電圧線が張りめぐらされていることにすぐに気がつく。これらの高圧線の電圧は40万ボルトに達する。電磁場は、脳腫瘍、白血病、骨髄腫など、ある種の癌が多発する原因となる、とくり返し言われている。[*1]大学は、このリスクは「弱いが重要である」と認めている。国立保健・医療研究所（ＩＮＳＥＲＭ）は、フランス電力公社（ＥＤＦ）の要請で作成した報告書に、「現在知られている状況において、白血病の発症に電磁場の作用の妥当性を認めることができる」[*2]と書いている。国際がん研究機関

＊10. Tanaka（1997）研究。A.Thébaud-Mony による引用。前掲文献。

＊11. グルノーブル大学病院の腫瘍学、放射線治療教授 C.Vrousos, *Les Cancers professionnels*（職業癌）1巻　前掲文献　序文

＊1. *Les Cancers professionnels*（職業癌）　前掲文献

（ＩＡＲＣ）は、周波数のとても低い場所は「ヒトにとって発癌性があるかもしれない」と分類した。これは2Bという分類項目に相当し、エイズのウィルスや鉛もまたそこに記載されている。

高圧線が80万ボルトにまで達することのあるアメリカでは、環境保護庁（ＥＰＡ）は１９９０年に《電磁場での発癌力の評価》に関する報告書（《引用禁止》、《参考資料としての利用禁止》という注意書きがついている報告書である）のなかで、次のように結論づけた。「60ヘルツの電磁場に晒されている子供の白血病、悪性リンパ腫、脳腫瘍の数多い調査は、回答に電磁波という一致する図式を示している。[*3]つまり、電磁波に行き当たるのである。

電線の危険性という問題は、１９９９年3月26日、当時ドローム県の社会党議員であったミッシェル・リヴァジが国民議会に提起した。その有害性が認められたので、高圧線を特別建造物と分類し直す修正案が4月14日に国民議会で採択された。しかし、5月3日、上院はこの修正案を却下した。他になにも提案されないまま問題はそのままになっている。

携帯電話もまた暗い面を抱えている。もしタバコと同じく携帯電話への依存が進むとしたら、電話機に「電話の使用は健康に害をおよぼします」と掲示するのもおそらく有効だろう。電話通信事業者は、（携帯電話で）電話をするのは健康に危険ではない、と購買者に対して大々的な説得に努めている。その逆だったなら、むしろ驚くべきだろう。電話通信会社はスタッフに文書を送り、電話利用者がこの問題で質問してきた場合、どのように答えるべきか指導している。結論が全体を要約している。「論議から劇的要素を排除し、顧客を安心させうるようなインフォメー

*2. *Effets des champs électriques et magnétiques de très basse fréquence sur la santé*（非常に低い周波数の電磁場が健康に及ぼす影響）国立保健・医療研究所（Inserm、1993）

*3. E.Brunet による引用 *60 millions de cobayes : consommateurs, vous êtes en danger*（6000万人のモルモット：消費者よ、あなたは危険な状態にある）Albin Michel（1999）

ションを与えること」。

しかし、この問題について多くの意見が対立している。携帯電話の好ましくない影響について訊ねられた厚生省の保健衛生監視局の次長Y・コカン博士は、「この種の機器の使用がごく最近始まったことを考えると、なんとか適切に回答できるのは数年後になってからであろう」とのみ答えている。この問題に対して私たちがいかに何も分かっていないかを認める答えである。

ということで、顧客を安心させるためになされていないこと、問題の深刻さを小さく見せようともしていないことに目を向けてみよう。

携帯電話は、900MHzの電磁場を形成する。すなわち、電子レンジと同じ周波数である。[*4]「(携帯電話から)放出されるエネルギーは低周波数の磁場よりも著しく大きく、そのかなりの部分が利用者の頭に吸収される」と、ドニ・ズミルゥは2000年に書いている。[*5] しかし携帯電話の使用者は、電子レンジと違いドアで遮断されているわけではないので、電波は部分的に使用者の頭に吸収されるのだ。電話機が小さければ小さいほど磁場は大きい。エリック・ブリュネは『6000万人のモルモット』(訳注:フランスの人口約6000万人であることによる)という本のなかで、単純ではあるが興味深い質問を発している。

「もし電子レンジで肉を料理するのに5分かかるとすると、どのぐらい通話すると、脳細胞とその組織を損傷したり、生命や知能をつかさどる神経中枢を損なうのだろうか?」[*6]

調査が行なわれたが、今回も行われたのはフランスではなく外国であった。オーストラリアの

*4. 電磁場はその強さによっても特徴づけられる。電子レンジでの調理に約1000Wが、解凍にはその半分必要である。携帯電話のDAS(特殊吸収量)はフランスでは0.5～1.2W/kgと2W/kgである。特殊吸収量は組織によって吸収されうる出力の最大値を示す。最大許容値は2W/kgである。

*5. D.Zmirou　前掲文献　177ページ

*6. E.Brunet　前掲文献

ロイヤル・アデライド病院は、「悪性リンパ腫が発症するリスクは、磁場に晒されたネズミの方が、磁場に晒されていない動物よりも明らかに高い」[*7]。オーストラリアの州都ダーウィンの外科医で放射線治療医でもあるジョン・ホルトは、1998年に腫瘍の数の増大と携帯電話の発展との関係を示す記事を発表した。それを受けて、1999年、オーストラリア行政当局は携帯電話の中継アンテナ塔を制限するようにした[*8]。フランスでは明らかにその段階に到っていない。

また、フランスの研究者の意見がすべて一致しているわけではない。リヨンの国立応用科学研究所研究員ロジェ・サンティーニは、脳の化学的変化や免疫システムの変質が、特に子供や青少年に見られるということも観察している。フランス衛生安全庁（AFSSE）は、携帯電話が血液脳関門に作用し、有毒物質の侵入を容易にする影響力を持つことを示すサンティーニ報告を無視することにした。この影響は単に生物学的なもので、病理的な結果を起こさないという口実で、AFSSEは現在のところ携帯電話の使用が癌の発生や進展に結びつくという指摘は一切なかった、と結論を下した。それにもかかわらず、公式には、長時間の通話や受信不良な地域からの通話は好ましくないと勧告している。さらに、身体の感じやすい部位（生殖器、妊婦の腹、頭）から電話機を遠ざけるのが望ましい、としている[*9]。

携帯電話機のアンテナも、周辺の住民に不安を呼び起こしている。とりわけ、その周辺で癌が多く発症しているためである。周辺100メートルの注意ゾーンの設置と、プロテイン合成の変動を示す調査を強く勧めた最初のズミルゥ報告にもかかわらず、AFSSEは、「なんら病理的

*7. Michael Ripacholi のチーム：Royal Academic Hospital, Adelaïde（Zmirou 報告 2001）
*8. E.Brunet　前掲文献　24ページ
*9. *Ondes électro-magnétiques et santé*（電磁波と健康）Impact Médecine（2002）12月6日（フランステレコムのインターネット Orange と協力）

影響を結論づけるものはなく」、観察された病気は「心理的なもの」であるとみなしている。その次の報告では、周辺100メートルに関する勧告が消えていた。

イヴリンヌ県のサンシールレコル町で、生徒3名が希有疾患である脳幹の腫瘍（フランスでは年に30件）で死亡した後、サンシールレコル町を含むかなりの市町村が「予防原則により、また住民の安全のために」携帯電話の中継アンテナ塔を取り外すことにした。

・職業要因

これまでに取り上げた発癌物質は、人が作業中に晒される恐れのあるものである。職業要因についての専門文献は数巻もあり、かなり省略せざるを得ないが、国際労働機関によれば、毎年、世界で1億6000万人の労働者がその職業から病気にかかるとしている。また、この数字が現実より低いことも認めている。工業国ではこうした労働者の多くが死亡している。ドールとピート研究の非常に控えめな評価によると、癌の2〜8％の原因が職業らしいとされているが、そうすると、フランスでは年間5500〜2万2260件あることになる。それにしても、どうして20年も前に公表された30〜40年も昔の出来事に基づくアメリカの評価を参考にするのだろうか。フランスの保健行政はいつも遅れをとり、フランスが英米系の水準に追いつくことは容易ではない。しかし、追いつかなければならないだろう。それより良い方法はないのだから。

「現在フランスには、興味深い経験がいくつかあるにもかかわらず、国民規模でも、事業部門の規模でも、組織化された職業リスクの監視機関が存在しない」と、フランス衛生監視庁（ＩｎＶＳ）の健康・労働部門の科学顧問マルセル・ゴールドベルグが書いている。ここで、ひとつしか例に取り上げることができないとすれば、アスベストの例が役立つだろう。

この繊維は大半が蛇紋石から抽出されるもので、他の石として、まれに角閃石がある。大気中に浮遊した繊維は、これを扱う人が吸引すると、何年も後になって肺線維症や気管支肺癌、中皮腫を引き起こすことがある。経済成長期に《白い金》とも呼ばれたアスベストは、建物の防火用に、車のブレーキ保護に、家屋を低コストで覆うのに使用された。天井（２５００万平方メートル）を「フロック加工」し、地下鉄のブレーキを保護し、さらには日曜大工用具、ヘアドライヤー、トースターなどとともに家庭にも入りこんだ。

発癌物質に晒された労働者の数を発癌物質ごとに調査した欧州ＣＡＲＥＸ（発癌性物質曝露調査システム）によると、フランスでは１９９０年から１９９３年にかけて13万８０００人の労働者がアスベストに晒された。アスベストの影響は20世紀のはじめから疑われていたが、癌との関係は、１９６０年に南アフリカの鉱山労働者33件について初めて論証された。夫の作業服を洗う妻たちも中皮腫に苦しめられた。１９７６年、国際がん研究機関（ＩＡＲＣ）は、ある会議でアスベストが発癌物質であると断言した。フランスでアスベストの使用が禁止されたのは、20年も後の１９９７年１月１日である。この遅れについては、また取り上げることにする。

アスベストは、１９９６年にフランスで死者２０００人を出し、２０２０年には年間５０００

人に達すると推定される。中皮腫のリスクは、アメリカ、イギリス、デンマークではすでに減少しているが、フランスでは幼年層のあいだで大幅に増加しつづけている。マルセル・ゴールドベルグは明確に述べている。「アスベスト・リスクの予防において、我々はこうした国々に比べて20年から30年の遅れをとっている。ところが、アスベストは明確に追跡できる物質である。完全に特定できたこのリスクが適切に管理されなかったとすると、他の職業癌の状況がこれよりも良いということはあり得ない……」[*1]

アスベストは悲しくもいちばん有名であるが、この物質だけが職業上のリスクということではない。欧州CAREXによれば、フランスの被雇用者500万人は、IARCがリストアップした139の発癌性物質に潜在的に晒されている。このリストには、太陽光線や間接喫煙もアスベストやベンゼンと同じ資格で記載されている。これは、禁煙をしなければならず、日差しの下では帽子をかぶらなければならないことを思い出させる方法である。CAREXの表によれば、就労人口の23%が発癌物質と接触があるという。[*2]

モリエールは、その喜劇作品『病は気から』の中で、「ほとんどの人間は病気によってではなく、彼らの薬のせいで死ぬ」と書いたが、そこまでいかないとしても、多数の発癌物質が医療分野で使われていることを指摘できる。こうして、とりわけ抗癌剤は、それ自体が発癌物質である。乳癌の治療に処方されるタモキシフェンは、子宮に対して発癌作用がある。

＊1. *Les Cancers professionnels*（職業癌）1巻。前掲文献から M.Goldberg, E.Imbernon, *Surveillance épidémiologique des cancers d'origine professionnelle*（職業に起因する癌の疫学的監視）

＊2. 本書補遺 Carex の表参照。

月経閉止の治療や経口避妊薬として合法的に処方されているエストロゲンは、乳癌の発病に一役かっていることでよく知られている。月経閉止の場合は、急に起こるほてりや骨粗鬆症などの支障を抑えるために、数年前、「代替」ホルモン療法が勧められた。しかし、２００２年と２００３年に大きな研究が2件発表された後、代替ホルモン療法は乳癌のリスクを増大させると非難された。そこで、フランス医薬品安全衛生局（ＡＦＳＳＡＰＳ）は、２００３年12月３日、この物質の服用を特定の状態（「生活の質に明らかな混乱をきたすほてりなど」）に限定するよう、また服用期間を「できるだけ短く」するよう勧告した。[*3]

もっとも普及している経口避妊薬にもエストロゲンが含まれている。経口避妊薬を服用してもしなくとも、乳癌のリスクは変わらないと一般には認められている。しかし、23か国で行なわれた54件の研究の総括では、ピルを使用した女性の間で、リスクは約20％増加すると結論している。ピル服用停止後、このリスクは少しずつ減っていき、10年後はもはや察知できない。[*4] リスクが再現した場合、リスクの増加は、乳腺がまだ未熟で、おそらくエストロゲンに対してずっと敏感な初産の前に経口避妊薬を長年飲みつづけていた人の場合に、より重要になる。[*5] もちろん、避妊の利点については議論の余地がない。こうした潜在的なリスクは、予定外の妊娠、妊娠中絶手術、出産など、いずれも女性の健康に重大な影響を与える現実的なリスクと比較して検討しなければならない。だからといって、ピルと乳癌との関係に口を閉ざさなければならないということはあるまい。

*3. 2002年7月に発表されたアメリカの最初の調査は、フランスではほとんど使われない物質についてであった（プレマリンとメドロキシプロゲステロンアセタート）。2003年8月9日にThe Lancetに発表されたイギリスの調査ＭＷＳ（Million Women Study）は、フランスで普通に処方されている物質についてであったので、この結果を確認することになった。ＴＨＳ（エストロゲンとプロジェスタチフ（月経前期）を含む代用ホルモン治療で治療を受けた50歳から65歳の女性1000人について追加される乳癌の数は、処置の種類、薬剤投与の方法にかかわらず、治療が5年のときは5人、治療10年は19人となると現在推定されている。さらに、これらの癌は、治療を受けた女性の場合、ずっと遅れて発見されるようである。これは「治療がなされると胸の密度が高まるためだと説明できるかもしれない」フランス医薬品安全衛生局（AFSSAPS）月経閉止の代替治療（ＴＨＳ）についての確認2003年12月3日。

読者をうんざりさせないためにも、すでに長くなった発癌物質のリストはこのくらいにしておこう。なぜなら、目的は該当物質を網羅することではなく、死に到らせてしまう旧弊から癌を取り出すことにあるのだから。では、このリストは何を示しているのだろうか。問題は、糾弾されるこれらの物質すべてが、私たちが吸う空気に、食卓に、自宅の庭や屋内に存在し、さらなる快適、さらなる成長、さらなる幸福を約束する妖しい人魚たちの歌につづいて、これらの物質が使用され、氾濫してきたことを示していることだ。しかし、職業癌の急増、有毒物質の平凡化、母乳の中にまでみられるダイオキシンの拡散は、職業病、公害物質、廃棄物という形で支払わざるを得ない代価がどれほどであろうとも、生産性にささげる集団の選択を示しているのである。こうした物質の使用があたりまえになってしまい、工業や農業あるいは家庭の行為の中にあまりにも見事に組み込まれてしまったために、「個人の」行動と呼ばれるものは、実はおびただしい数の習慣的な集団行為にすぎなくなっていて、イヴァン・イリイチが呼んでいた「徹底的な独占」を呈しているのだ。そこでの唯一できる選択は、追放か共通の規則である。

してみると、発癌物質をこれほど大量に産む世界で生きる人々の健康が低下し、癌が増えるのはそれほど驚くことだろうか？　最悪の事態に直面すると、よそを見たり、非現実的な感情にすがったりしようとするのが常である。反抗や失意から何とか身を守ろうとする感情の抑制がはたらくのだ。ある種の集団的な盲目のせいで、我々が生産し、消費するものと、我々がすること、

＊4. A.J.Sasco, R.Kaaks, R.U.Little *Brest cancer : occurrence, risk factors and hormone metabolism* Expert Rev. Anticancer Ther 3 (4) 2003

我々に起こること、これらの間にある関連性すべてを我々は見失ってしまっているのだ。ここにある論理が決して互いにかみ合うことなどないかのように。この亀裂は感覚の喪失を呼び、闇が怪物を生むように、不安を生じさせる。なぜならドアの外に追い出された恐怖はつねに窓から戻って来るからだ。敵はしごく元気だ。戦いの使命がつねに英雄的に鼓舞される今日、戦いは堂々と推し進められて専門家たちを忙しくさせ、マスコミに興味を持たせ、すべての努力を正当化させ、とりわけ国民をほどよく楽しませることに成功しているのだ。

不確実な戦いに……

「西洋諸国は35年前から癌対策に厖大な資金を投入しているにもかかわらず、癌に対する戦いは失敗に終わっている」とローラン・シュヴァルツ医師[*1]は認めていた。癌専門のすぐれた医者ならば、だれでも到達する悲しい状況判断である。しかし、この認識は既成の秩序を揺るがしはせず、あたらしい措置、増大する予算、攻撃、戦略、作戦といった軍事用語で命名される計画や約束を通して、「勇敢な戦い」がつづいている。この10年間に5回、あちらこちらで前回よりも必然的に効果的な戦いの方策が示された。この戦いは前進がままならないので、ひどく遠回しな表現で進歩を語る発言が練り上げられる。研究は進んでいる、技術は進歩している、治療法は向上して

*5. 国際がん研究機関（IARC）の総括は、1999年にこの問題についての複数の異なる調査を再び取り上げた*Hormonal Contraception and Post-Menopausal Hormonal Therapy*　IARC Monograph 72巻。1991年から1999年の間に10万人の女性についてノルウェーで大規模な予測調査が行なわれた。この調査でも第一子を産む前にピルを飲んでいた女性の方が乳癌になる人が多かった。(RR1.4；CI1,0-1.8)：Kumle etc. *Use of oral contraceptives and breast cancer：The Norwegian-Swedish Women's Lifestyle and Health Cohort Study, Cancer Epidemiol Biomarkers Prev. 2002*

いる、薬は改良されている、すべてが進歩しているのだ、と。しかし、残念ながら病人と死者の数も増大している。

最新の対策計画（戦う計画）は、ジャック・シラック大統領によって２００３年３月に提出された。この計画を吟味してみると、「癌に対して戦う」と呼ばれるものとはいったい何なのか、本当に戦いに取り組んでいるのだろうか、と考えさせられてしまう。

１９０６年、癌が１８８３年以来30％も増加したことに注目したヨーロッパのいくつかの国は、ハイデルベルクに集まって新しい疫病に対して「世界」戦争を宣言した。これが協議に基づく全面的な戦いの最初の試みであった。しかし、それがまったく効率的でなかったことは、お粗末な状況把握によって主な説明がつく。原因について「軽度の炎症か？　アルブミンの腐敗？　細菌？　刺激物？」などという疑問が投げかけられた。ワクチンが作れないと嘆かれた。専門用語を整備し、「癌細胞全体を取り除くことで病人を治す」と結論し、また近いうちに会おうと約束して別れた。対策が「世界」規模のものであろうとなかろうと、さまざまな措置が今日に到るまでどうにかこうにか取られてきたが、いずれの措置も敵の前進を阻んではいない。分散した局地戦に取ってかわって、統一戦線の必要性が認められたのは最近である。

政府の政策選択や知識の水準がどうであれ、癌を治そうとする意思は、すべて必然的に五つの軸に集約される。つまり、予防（健康な人が癌になるのを防ぐ）、検診（癌にかかった人をできるだけ早く特定し治療を可能にする）、治療（治そうと試みる）、付帯支援（試練に耐えられるよ

＊1. La Recherche（1996）2月

うに病人をサポート）、研究（よりよく治療するために病気を理解する）の五つである。過去にとられた措置に、この原則を外れるものはない。そして、もし誰もが当然のこととして問い直さないものがあるとすれば、それは病気にかかった人を最高の成功確率で治療するのが重要だという点である。

勇気をもってか不器用にか、成功するか否かは別として、各人ができるだけ専心することを戦うと呼ぶのだろう。しかし、この戦いは一時的で、雑然とし、矛盾し、評価が定まらないまま今日まで行われてきた。フランスは、最大の死因のひとつである癌に対して、多種多様で、裏付けのない不完全なデータを所有しているだけで、かえってそれが研究や治療を複雑にしている。２００１年の上院のある報告は次のように指摘している。「欠落がいくつか確認されたことを考慮し、フランスでは癌の実際の罹患率が低く見積もられているのはないだろうか、と我々代表は自問する*2」

１９９７年、上院と会計検査院は、財政とエネルギーの細分化のせいで、予防についても治療についても、癌対策にあるべき本来の政治が妨げられていることに不満を示し、システムは全般的に機能していない、つまり無能である、と判断した。１９９７年に行なわれた膣の塗抹検査の3分の1が質的に不良であったか、古くさい方法のせいで成果が得られなかった。検診を県に任せる地方分散化は無秩序で、地理的に不平等な実施という結果になった。

たとえば、乳房造影検査機２５００台は、全体的な取り組み方から大きく逸脱して、検診をそ

*2. C.Huriet, L.Neuwirth, *La Volonté de vaincre le cancer*（癌を克服する意志）上院報告（2000～2001）№ 419

れほど必要としない住民の検診を増大させた。設備の行き届いた県では若い女性が頻繁に検診されすぎており、一方では年齢のより高い人々がその住居の場所あるいは社会的身分のせいで十分に検診されていなかった。コントロールされていない支出あるいは浪費のせいで、病気と戦うために実際に充てられた金額を正確に算出することさえむずかしくなっていた。財力の増加がつねに成功の鍵であるようにみえるとしても、問題を解決するのに財力の増加で事足りると信じてしまうナイーブさがあるようだ。なぜなら、保健行政は医師の数の密度や病院のベッド数では計れないのである。

癌の対策は、主として治療と研究に関心を抱く。転ばぬ先の杖とことわざにもあるのだが、予防のためにはほとんど何もなされていない。おそらくは、真の予防が産業省または農業省の管轄に属するからだろう。しかし、これらの省には別の優先事項があるのだ。工業発展の熱狂的な支持者を除けば、環境が癌の原因などではないと絶対的に否定されることはなかったけれども、癌の原因としての環境問題は、これまで必ず低く評価されてきたし、低く評価されつづけている。この無頓着さの現実的な理由のひとつは、ユリエ報告が指摘するように、「公害に対して行動することがむずかしい」ということであり、したがって、タバコやアルコールを問題にするほうがずっと容易なのだ。今日のような世界ではなく、もっと別な世界を建設できるのだ、と想像もしない人々が理解している予防は、キャンペーンの推進、啓蒙、情報提供で成り立っている。

したがって、真の意味の癌対策は、これまで総合的な計画の対象にならなかったのだ。むしろ一貫性もなく、フォローもされない、あちこちから提案される雑多な措置であった。

２０００年初頭には、フランス大統領、厚生大臣、癌対策全国同盟が、まだそれぞれ勝手にいろいろな措置を発表していた。この問題について一貫性のある全体的な展望を持とうとすることは、事実、肯定的な新しい動きであり、これによって、これまで何度も非難されてきた「手段の分散」が避けられるだろう。これが２００３年の癌対策計画が狙った野心である。

癌に関する方向付け委員会の報告の中で、環境に当てられた数行（大気汚染と飲料水中のヒ素含有量の減少を強く勧める）が大げさであると評価したのは、せいぜい医学アカデミーくらいのものである。同アカデミーは、この機を利用して癌に関する方向付け委員会報告の分析をした。それによると「この公害に関する章は仮定に基づいている。（……）肺癌の罹患率に関する公害の影響をまだ明らかにはできていない」。パリのジョルジュ・ポンピドー欧州病院の癌専門医べルポンム教授は、癌の罹患率の70％は環境要因にあると考える[*3]。それは、つまり上院の意見にさえも見られるように、治療法がどんなに進歩しても、即時の完全禁煙で短期間に現れる進歩には太刀打ちできないし、特に、私たちの周辺で垂れ流しにされつづける数万の公害物質がタンクごとなくなった時の進歩に勝るものでないことは明らかである。これは政策の問題というよりも、政治の問題である。つまり癌の問題は、社会の全体的な組織にかかわることなのであって、医師など、医療専門家の領域ではないのだ。

ということは、癌科医たちは彼らの仕事をしているにすぎない。つまり、癌患者を治療し、治

＊3. D.Belpomme, *Les Grands Défis de la politique de santé en France et en Europe*（フランスとヨーロッパ保健政策の大きな挑戦）Ecologie et Santé-Librairie de Médicis (2003)

することをしているのだ。フランスのエネルギー政策や農業の選択を依頼するのは彼らにではない。もし彼らに意見を求めるとすれば、彼らがよく知っている病気を克服する最善の方法についてである。彼らが教わったやり方以外に、彼らはいかにして政治の、社会の質問に答えられるだろうか。つまり、彼らは答えとして治療を改善すること、研究を進めさせること、不足する資金を彼らに支給すること、医師・看護士の数を増やすこと、そして対策計画がふだんしていることを要求するだけだ。健康の問題を医師だけに任せるのと同様に、癌は癌専門医だけに任せるにはあまりにも重大である。

フランス革命の後、病院がまだ必要な社会であれば、革命は失敗したということだと言われた。喜ぶべきか悲しむべきかはともかく、我々はもはやそういう状態にはない。しかし問題を討議するるのに、厚生総局が労働専門医や毒物学者と、労働組合あるいはふつうの市民を結びつけるのを有益だと判断しなかったのは残念なことだ。そうしていたならば、癌に関する議論を狭義の医療という枠から解放するのに役立ったであろう。しかし、このテーマは討議すべき議題に入っていないようだ。

ジャック・シラックが望んだ対策計画が作られたのは、医学部教授たちとの協議と、ギュスタヴ・ルスィ研究所、癌対策センター全国連盟、ＡＲＣ[*4]、ＳＮＩＰ[*5]、医師会評議会など、およそ50の組織に諮問した後であった。報告は癌によって生じた「生産性の喪失」を嘆くことを忘れなかった。おそらく「癌について、予防策を改善するために産業界と政府の支援を組織すること」を

＊4. 癌研究協会
＊5. 医薬品産業全国組合。今日 LEEM と改名

説得するためであっただろう。しかし、まもなく「政府と企業の研究資金供与を改善するためにすべてを実施する」という「深刻な」問題へ移行してしまった。シモーヌ・ヴェイユが１９７５年に再び取り上げた、治療と予防の予算を均衡にする、あるいは、むしろ予防に重点を置くという提案は一度も討議されなかった。逆にこの提案は、治療のための予算増加を要求する癌専門医たちの猛烈な反撃を呼んだ。その後、いずれの大臣もこの反撃に逆らっていない。

もし２００３年にジャック・シラック大統領が提出した「癌対策全国動員計画」がもう少しじっくりと検討するに値するとしたら、それはこの計画がいちばん新しく、いちばん野心的で、現在の状況にもっとも適切であろうとしているからである。

２００３年の対策計画

この計画は、その基本概念も形態も、シラック大統領の前任者たちの計画と根本的に異なるものではない。ここでもいかめしい軍事用語が自発的に使われている。まるで、公の広場で、フランス国歌『ラ・マルセイェーズ』が歌われる前のリハーサルのように、「全国的動員」「打ち克つ」「戦う」「戦略」「作戦」「戦争」といったことばが聞こえる。「勝利」という言葉だけが見当たらない。もっとも、「敗北」という表現も見当たらないが。とにかく、ここでは「勝つ」ことだけが問題である。しかし、何に勝つというのだろうか。ここでもまた国を挙げての争い好きから、エネルギーを集め、希望をもって勇気づけ、敵に向かって戦い、勝利を勝ち取ることが問題となっている。まさに西洋的な主意主義である。勝利はつねに努力のたまものであり、忍耐や考察、さらには誤りを認めて別の道を探すということではない。前回の措置の不十分さについての反省などは考えもせず、戦いを再開し、強化し、深く掘り下げ、積み重ねているのは過去のエラーである。

このエラーはエラーとしてどこにも取り上げられずに、量を増やせばなんとかなるということで、この計画に資金、時間、人、薬を大量に注ぎ込むことになる。スローガンは「つねに、もっと多く」である。さらなる治療、さらなる研究、さらなる資金、さらなるスタッフと機器、そうすれば勝利はまもなく勝ち取られる、ということか。だれひとりとして「なぜこれらの措置は失敗したのだろうか?」という基本的な問いかけをしない。この計画の目標は死亡率(病気ではない)を5年のうちに20%下げることである。つまり、つぎの選挙までに、ということだ。《政治的な発言》は、非常に公的なこの対策計画のすみずみに浸透していて、「我々のふるまい」を正し、「リスクある行為」をあらためる必要性がいっそう強調されている。新しい点は、癌の受け入れと呼ぶものをネットワークとして組織することからなり、連係体制がない状態を改善するというものである。

しかし、いちばん大胆なアイデアは、6ページの2行目に見られる。そこには「治療を優先し、リスクの予防にあまりにも無関心であった国において、文化的な変化が必要だ」とある。そうなると、少なくとも次にとられる措置に楽観的な予想ができる。なぜなら、経済や農業、工業が「変化」する必要性も認められるには、おそらくまだいくつもの措置が必要になるからである。この明晰な考察が一瞬のうちにはかなく消えると、計画はまた均一的な思考の闇のとばりの中に落ちてしまう。たしかに、この計画は「職業癌」や「環境癌」が存在することを認めている。しかし、主な敵と名指しされたタバコの害には数ページが充てられているのに、職業癌や環境癌は、注記として、ほんの2～3行でかたづけられている。「ダイオキシン」という言葉は、「電磁気」や「鉛」と同じようにたった一度しか現れない。「殺虫剤」「放射能」「硝酸塩」という言葉は巻末の用語一覧表にも載っていない。「商品表示を改善する」ことが取り上げられていても、飽和脂肪と非飽和脂肪についてだけであり、食品包装にごく小さな符号で印刷された謎めいた食品添加剤についてではないのだ。ここでもまた、フランス環境衛生安全庁（ＡＦＳＳＥ）に分析を託して、問題となる物質を検討し、点検し、監視し、特定するだけのことで、第14節で一度だけ言及されているように、減らすことでも削除することでもない。

第14節のタイトルは「環境に存在する有害物質の理解に関する制度を改善する」と書いて終わりにしているように、削減や禁止をするわけではない。検討されているただひとつの禁止は「コバルト」と呼ばれる放射線療法機器である。この機械はいまだに「開発途上国」の役に立つのであろうか。こうした国では、その危険性にもかかわらず、「現地の状況により、そうしたものが有用である」「発癌のリスクに晒されている人々の疫学的監視を組織化する」「職業癌をよりよく知る」「継続的チェック」「記録」「評価制度」を設置して、最大限「電離放射線の被曝やベンゼンの曝露の限度を下げる」……これが環境癌の対策として検討される唯一の措置なのである。

なぜ「有害物質の発癌インパクト」を「調べる」だけで満足するのだろうか？　まるで物質に対する知識が欠けていたので、行動できなかったかのようではないか。ＡＦＳＳＥの意見は、ふたつのアカデミーの意見と同じように、極端ともいえる節度で知られる。警鐘を鳴らすのは、行政当局や監視・安全の公機関ではなく、市民団体、ジャーナリスト、事情に通じた個人であるのがふつうである。国家計画はその中で、決してリスクの性質や根本的な原因を批判していない。いわば観想的ともいえるやり方は、情報を与え、測定し、「限度」や「水準」「最大値」を設置して、都市公害に対抗しようとしたのと変わらない。たしかに、より優れた対策を立てるには「理解」しなければならないが、理解するのは、戦うことが条件であり、知識を得るだけで満足することではない。危険が測定されたということは、危険が克服されたことだとはだれも思わないのだ。

パンフレットに載っているいくつかの数字は、混乱を招いてしまうので、よそでは嘆かれている。計画には2種類の年齢層しかない。0～64歳と65歳以上である。そのため、小児と若い大人の癌の現象を理解するのに、このパンフレットは当てにできないということだ。予防と検診は、同じ支出項目に分類されていて、充てられている予算のうち最少の13％である。計画に目を通したあと、基本的な予防に何か効果的なことが予定されているのか分からないようになっている。さらに、基本的な予防にかけられる経費は、その大半が健康の予算に関係がない。殺虫剤の使用を減らすことは、農業と化学に犠牲を強いるであろう。ということは、反対されるに十分な条件となる。厚生省はその管轄分野から農業公害物質を除外し、農業省や環境省はその管轄から健康問題を除外している。この重要きわまりない問題を互いに押しつけあい、検査機関を増やすことは、つまるところ、発した疑問をとりあげないでおくことだ。よくて、せいぜい疑問を投げるのに留めるのである。

「疫学的システムの改善」は今後5年のあいだに予定される唯一の具体的な措置である。つまり、40年前からすでによく知られていることを5年後によりよく理解しようと努力がくり返され、増える一方だった発癌物質の真の拡散防止はまったく行われない、ということである。

あとは、癌化した国土の本格的な整備でしかなく、癌はこの国を占領地のように進んでいくことになる。すべては癌を受け入れるように準備万端、整っている。なぜなら、予告された勝者は、まちがいなく癌なのだ。だれ一人として、ある種の癌高速道路から数キロメートル以上離れた所にいるべきではない。「グリーン・ナンバー（癌相談用ダイレクトコール）」に電話をすると、この高速道路にのってターミナルケア病棟まで、できるだけ簡単に連れていってくれるだろう。この安楽な道を通ると、人生を無用に複雑にする心配事すべてを避けて通れるのだ。

多数のネットワークが全国いたるところで密接に組織される。情報を得るために、「癌インフォメーションサービス」の無料電話、インターネットのアドレス、情報「キオスク」、「癌インフォメーション手帳」など、地域、地方、全国、町から県まで、あらゆる段階で用意される。「診断の通知条件」が定義されるや、いたるところで「サイト」や「ネットワーク」が、また病院や薬局では「相談所」が作られることになる。各地域圏（各地方）には、「すべての治療行為者を連携する癌の地域圏ネットワーク」が設置されることになる。ありとあらゆる施設は「癌の地方拠点」を設置するだろう。「キャンセルポル～癌拠点～」と「腫瘍ライブラリ」が地方レベル、地方間レベルで創設され、民営・公営の病院と研究所、治療「行為者」あるいは「病人」を「全部ひっくるめて」結びつけることになる。計画のどのページにも、活気ある好戦的なタイトルで宣言されている。国立がん研究所の監視下にあるテリトリーは、国立がん審議会によって標識が立てられ、「癌連携センターの学際チーム」が実施する「計画の試験的運営」の対話者である「癌・担当者」に引き継がれることになる。

２００３年の国家計画の理想的な展望では、いたるところに存在するほとんど避けがたいリスクに応じて、各市民が「初期化」されるがごとく、魚が水に取り囲まれて生きているように、ごく自然に、支配的な病の中に位置づけられる。祖先や保護神としてあがめられるトーテムの下に一人ひとりが佇んでいるかのように、癌を基盤にして完全に組み込まれた世界の迷宮の中で、パスポートとなる「連係カルテ」を与えられる。万人が演じるべき役割をもつこの巨大な「ショー」のなかで、また万人の活動が腫瘍の生産を通して組織される巣箱のなかで、病人は「病気に対する戦いの主体」となる。継続点検システムで監視される病人はセンターからセンターに、「医療を構造化する設備」から治療施設に運ばれるのに身を任せればよいことになる。その行程の各段階で「つきそいサービス」や「心理的、娯楽、扶助サポート」、さらには融資と保険への「拡大」アクセスにまで到る。それは、なにごとも癌とともに生きる経験を複雑にしないためなのだ。

　ある癌連携センターで注目された癌患者の例を追ってみよう。患者はさまざまなベルトコンベアに導かれて、「専門医を紹介する指示医師」、「患者のコンタクトポイント」または医療関係の任意組織に向かう。患者は治療ネットワークの中で向かうべき方向を示され、また一専門分野に閉じ込められないように「複数の専門分野を通した」方法で扱われ、ある専門から別の専門に移され、動く歩道から別の歩道（ある治療方法から別の治療方法へ）へと運ばれる。用意周到で情け深い機構に、ただ我が身を預けていればよい。そうして「連帯的で、より人間的な」検診センターに運ばれる。

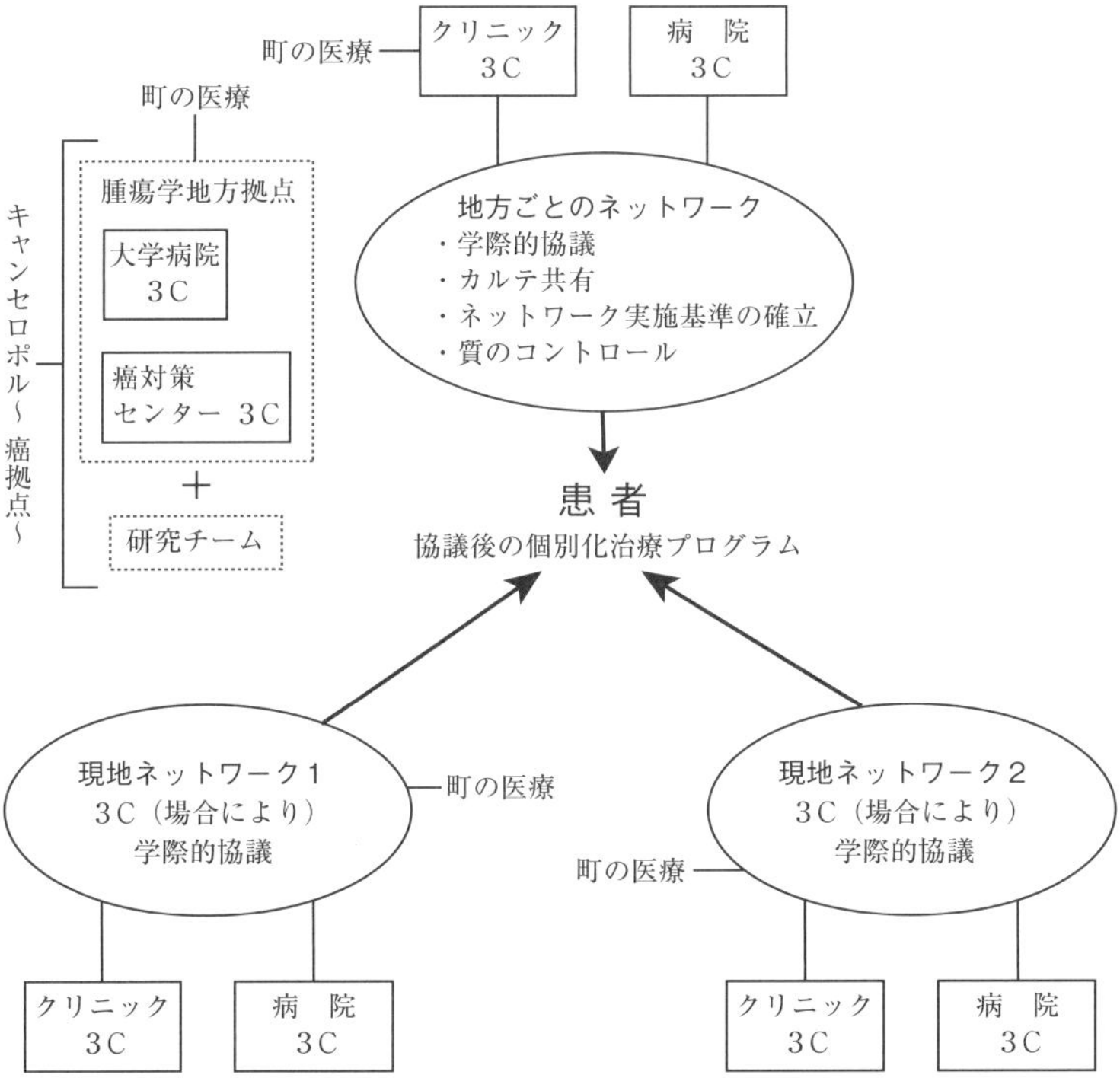

＊3C（CCC）＝Centre de Coordination Cancer（癌連携センター）の略号

ネットワーク化された癌治療組織

さらにそこから、癌対策センターや「容易になった」化学療法、「人生の終わりというテーマについての話し合いの会」に連れていかれる。そして、「予測に基づく(推定)治療コース」の最終段階にあるのは、ターミナルケア病棟である。ここで患者は、勇気をもって、最期まで、新規癌患者として非の打ちどころのない軌道を全うすることになる。この国家計画は、矢印や線で示されたシステムの中央に患者が位置する小さな図も示している。これほど複雑なネットワークがどのように患者に集中するのかを見て、私たちはほとんど安堵のため息をつく。このネットワークの中で、患者は唯一の目的地のようであり、まるでネットワークそのものが太陽のまわりの光線のように患者のまわりを取り巻いている。

このように、みごとな赤いじゅうたんが癌という疾病の足下に敷かれている。勝ち誇った癌の超モダンなシステムは、建設された当時のパリのロワシー空港のようではないか。措置の「透明さ」が輝き、数多くの標識が立てられている。そこでは市民、つまり潜在的な患者それぞれが、模範的な癌患者のバッジをつけ、矢印にしたがい、エスカレーターやエレベーター、トンネルを通ればよいのだ。患者は間接照明で照らされ、バックミュージックに包まれて、2つのステーションの間では、滑らかな響きの空港アナウンスの声でしばらく待つように案内される。にこやかなホステスに迎えられて、ほのかに香るエアクッションの上に乗せられたように、全自動の早死へとゆっくりと運ばれる。最後の離陸の前に、その人がすべてを問い直す基本的な問いかけをしなくても済むように願おうではないか。「こうしたことはすべて避けられたのではなかったのか?」

という問いを。

新規予算は、新しい職業（主に放射物理学と放射測定の分野）を有利にし、３９００のポストを増やすことになるだろう。そして、腫瘍学におけるインターンの数を50％増やすことを提案している。技術革新に当てられる予算は、新薬、新しい機器、おそらくは、ずっと効率的な新しい設備をもたらすことになる。いずれも高価で、患者たちにもおそらく有益であろうが、製薬会社や医療産業には確実に利益をもたらすだろう。これらの企業は、つねに癌に対する戦いに熱意を示す一方で、明らかに巧みに癌と団結している。《委員会》は化学療法へのアクセスを容易にすること、病院の薬への特別予算、癌専門医の増加、「世界競争」という状況の中での研究の拡大、6つの「キャンセロポル」などを想定している。どのようにして国立がん研究所の予算が確保されるのかを言わない一方で、「国立がん研究所は、メセナあるいは寄付という形で民間からも財政的な支援を求めることになる。その結果、研究所は外部と提携関係を結び、その活動に高い付加価値を生じさせることもできる」と明記している。

さらに次のように書かれている。「制度的、行政的な拘束をできるかぎり取りはらった活発な環境の中で能力が結集されることになる」。この「取りはらい」とは、もしかしたらだれもが好き勝手にふるまうのを可能にするような、強力ではあるがはっきりしない規制の撤廃を暗に公表しているのではないか、と勘ぐりたくなる。

新しい賢者の石または医学の万能薬といわれている「ヒトゲノム解読」については、「公の研究者たちと民間製薬会社が力を合わせる」のを可能にするものとされている。研究が行動はせず、どのように癌が現れて進行するのかを観察し、なぜ発生するのかを考えないような、眺めるだけのアプローチに参加できるとしても、研究はつねに主要な希望として紹介される。保険や銀行の特別融資へのアクセスや、「この種のリスクに適応した補足給付率を伸ばすための共済組織、保険会社との合意」を提案するのは、「家庭の活力」の公式バロメーターである消費を抑制しないためでもあるのだろう。２００３年の国家計画は、交通事故対策に言い換えれば、交差点ごとに緊急サービスを設置し、整形外科医を多く養成し、松葉杖のリースを容易にするようなものだ。

たとえ治療ネットワークが完全に患者の期待に応えるものだとしても、それは「アンチ癌」計画という名称に部分的にしか応えていない。最近ある政治家は、水質に苦情を言った人々に「汚染された水を飲めるようにするのは非常に簡単です」と答えた。もしそれが本当であったなら、汚染するのをやめる理由はどこにもないことになる。とりわけ水が「製品」となり、汚染除去が市場になった場合には。癌を治すのがもし奇跡的に鼻風邪を治すのと同じほど簡単になったとしたら、いろいろなことにこれほど役立っている発癌物質を使わないで済ます理由があるだろうか？　別の言葉で言えば、もしそれほど簡単に治療できるのなら、なぜ予防するのか、ということになってしまう。

第二章　癌——金のなる木

癌は衛生や社会の問題であるだけでなく、莫大なお金が動くので、「癌の経済」というものについて話しても行き過ぎではないだろう。たしかに、糖尿病またはアレルギーの経済というのも存在する。しかし、癌は占める場所によっても、それが必要とする資金によっても、その名にふさわしい経済活動部門を作り出しているのだ。この慢性的な癌化は川下におびただしい数の「サービス」を生み、それぞれが他のサービスに対して正当性をもってサービス同士が結びついていくと、システムが作られることになる。そうすると、その結びつきはさまざまな影響やロビー活動から免れられないものとなる。

癌のお金

「健康保険全体の支出のうち、どれほどの割合が癌に充てられているのか、だれも知らない。こうした情報の欠落それ自体が組織の欠陥を示している」と、１９９８年に上院の報告は指摘していた。[*1] この報告は、基本的な問題を提起した点で賞賛に値する。つまりシステムの明晰性の欠如、予防に当てられた2・3％という馬鹿馬鹿しいほどお粗末な割合といった問題である。しかたがないので、検診やタバコ・アルコールに対するキャンペーン、あるいは野菜、果物の販売促進を予防と呼んできたのだ。基本的に、本当の予防とは、発癌物質、特に職場における発癌物質を制限することが重要であるはずなのに、これが厚生省の勘定では見えてこないのである。

癌に関する方向付け委員会は、２００2年の保健衛生システムにおける癌のコストは１５０億ユーロと推算した。この推定値には説明がないため、この大まかな金額で満足しなければならない。あまりに莫大で、これをはかる尺度なしには、数字はほとんど意味をなさない。義務教育の予算が５９０億ユーロで、国防予算が３７０億ユーロだと知ると、国家会計で癌がどれほどの比重を占めるのかずっと理解しやすくなる。これまでは、保健衛生支出に占める疾病ごとの割合を知ることは不可能だった。

今日、治療情報の進歩のおかげで保健経済における研究・調査・資料収集センター（ＣＲＥＤＥＳ）は、疾病ごとの会計を発表している。[*2] このセンターは１９９８年の癌のコストを60億ユーロと推定しているが、これは健康関連支出の5・3％に相当する。この60億ユーロのうち病院での治療費が50億ユーロ弱、薬が2億５３００万ユーロ、患者の輸送費が3億４５００万ユーロである。方向付け委員会の評価とＣＲＥＤＥＳの評価とのあいだに見られる大きな格差は、アプロ

*1. J.Oudin, *Le Financement et l'organisation de la politique de lutte contre le cancer*（癌対策政策への融資と組織）上院レポート（1998-1999）№ 31

*2. Credes, *Questions d'économie de la santé*《健康・医療の経済問題》（2002）9月 № 56

ーチの仕方で数値が大きく変わることを示している。[*3] 癌は他の病気と異なり病院以外のところではほとんど治療が行なわれない。したがって、医療費がコストの83%を占めているのは驚くにあたらない。薬のコストは過小評価されている。全体の予算のなかに埋もれて見えなくなっているからだ。

病院の外や薬局で与えられる処置は、痛み、吐き気、不眠といった病気の二次的で間接的な兆候についてもなされ、こうした症状に対して患者の多数がその処置を受けている。そのため、大まかな数値しか持ち合わせていないのだが、癌が立派な経済の一部門にならざるを得ないことは十分に分かる。医療関係者の多くは、その職務時間のうち癌の治療にささげているのはその一部なので、この病気で生み出される雇用数を評価することはあまり期待できない。多少なりとも腫瘍学に携わっている医師は4000人という推定数が唯一あるのみだが、そのほかに血液学、細胞分析あるいは核医学など、癌の治療に強く要請される専門の医者が加わる。看護士、生物学者、運動療法士など、他の多くの職業は勘定に入っていない。

癌はまたテクノロジーも生み出す。世界的競争という文脈のなかで、医療機器は自動車やファッションと同じ消費物資である。この状況は論理的でもあり、ショッキングでもある。論理的であるというのは、まず市場経済のなかで資材や商品が基本的なルールを外れる理由がないからであり、ショッキングなのは苦痛が金もうけの事業を生むとは簡単に認められないからである。この市場が他の市場と同じように扱われ、ある種の羞恥心が取り除かれるのを待ち望んでいる人は

＊3.委員会によって提案された「健康システムにかかる癌のコスト」は、おそらく毎日の手当てを見積っているだろうが、計算方法は明確にされていない。

たくさんいる。癌対策を討議した福祉問題委員会の際、委員会のメンバーの一人セルジュ・フランシは、当時厚生大臣だったベルナール・クシュネールに以下のように語った。
「健康はますます高くつくようになっています。しかし我々の社会では、健康の問題に経済概念が持ち込まれるのは拒否します。無料であること、負担してもらうという概念は、需要と供給のあいだに、また必要物と資力のあいだに矛盾を生みます。毎年、無駄の追放が叫ばれます。我々はいくらか節約、改善する余地を確保できるかもしれないけれど、そうはしません。そのために、あらゆる手段を尽くすのはためらうのです。癌にかかった人は救われるために多くを犠牲にすることができます（……）。おそらくは、癌に対する戦いに別の立場を与えることを受け入れるべきであり、経済機能の中にそれを組み入れる価値があるということでしょう。なぜなら多くの犠牲を払うということは、ひとつの経済的な機能なのです。なぜそれを認めてはいけないのでしょうか。我々はいずれこの問題にもっと注意を払う価値があると考えることになるでしょう」。それに対して大臣は、「問題は残ります。犠牲と金銭的参加という点で、私たちはどこまで行けるのでしょうか？　健康はフランス人にとって第一の関心事です。しかし、たとえばフランスは医療機器に厖大な予算を投入しました。それでいて、私たちの病院にはフランス製の機器がなくなっているのです！　フランスの大きな製薬会社が薬学研究を展開するにはすでに遅すぎるのです。有用な研究は二つか三つしか残っていないのです！」[*4]
世界の医薬品市場とは、あらゆる疾病の薬の総取引額を示すが、これは1999年に332億

＊4. C.Huriet, L.Neuwirth, *La Volonté de vaincre le cancer*（癌を克服する意志）上院レポート（2000-2001）№ 419、厚生大臣補佐 B.Kouchener 2001 年 6 月 14 日公聴会

ドルであった。そのなかで、癌は重要な位置を占めている。たとえば、販売が伸びているある抗癌剤は、病状が進行した乳癌や肺癌に使われているが、この抗癌剤の売上高は13億ユーロであった。２００２年にはそれが32％増加している。製薬会社は、肺癌にこの薬が使われれば、およそ４億ユーロの市場になると表明している。

乳癌初期の段階でこの抗癌剤を使う潜在的な利点が医学会で認められ、胃、前立腺、頭、首など、別の種類の癌にも利用できるように開発が進んでいるという。つまり、製薬会社自体の表現によれば、「臨床上の適応範囲を拡大し、将来の成長を増大する」ということになる。医薬品産業は、他のすべての企業がそうであるように経済の論理にしたがっているのだ。株主を安心させるために、楽観的で勝ち誇った口調が必要なこともわかる。なぜなら、特許の期限が切れる前に新薬を発売する必要がある産業にとって、「技術革新」は生き残りの条件なのだ。長年医薬品産業で働き、この世界に精通しているフィリップ・ピニャールは、この産業は今日頓挫しており、ありとあらゆる手段を用いて、価格の恒常的な上昇を正当化する際限のない「新製品」の更新を信じさせようとしている、と言う。[*5] 癌委員会によると、薬の値段は10年で5倍に跳ね上がったが、「治療の革新は必ずしも薬の値段と比例していない」と遺憾の意を表明している。しかし、価格は上昇するばかりである。

２００３年6月、国と製薬業界代表とのあいだで結ばれた合意は、製薬会社に対して「革新的」薬品の価格を自由に設定することを許可し、ヨーロッパでいちばん価格の高い国のレベルに

＊5. P.Pignare, *Le Grand Secret de l'industrie pharmaceutique*（医薬品産業の大きな秘密）La Découverte（2003）

近づけることを許している。たとえば、最近出回ったある薬は、1箱わずか2640ユーロである。メーカーは、研究費用のせいでこの価格になると説明する。投資努力を削がないのが論理だとしても、できるかぎり高い販売価格を主張するために使われる「研究費用」の内訳は、まったく知られていない。商業上の秘密なのだ。これらの製薬会社が南アフリカを訴えたことが思い出される。南アフリカは、エイズに蝕まれた多くの住民のために薬を作っていたのである。この訴訟は、世論に猛烈な反響を巻き起こした。プレトリアの裁判官が価格政策の正確なデータを要求すると、これらの製薬会社は帳簿を公開するよりは訴訟を取り下げることにしたのだった。

癌の項目が病院の医療コストの半分を占めることがある。研究計画書9000件のうち、6000件は製薬会社が着手したものである。これらの研究計画書はどんな優先順位に応えているのだろうか。ウーダン報告は、慎重ではあるがはっきりと次のように指摘している。「医薬品業界が臨床研究において優勢であるということは、いくつかの支障があるかもしれない。それは、マーケティングの観点から新薬のテストが優先されており、治療方法の新しい組み合わせの評価よりも重要視される形で現れてしまう。しかし最近の進歩において、こうした評価こそが大きな意味を持つ源であったのである」[*6]。

癌患者が奇跡的な新薬のおかげでより優れた治療を受けられるなら、おそらく豊かな国々の公共団体はそれを即金で支払うことを承知するだろう。しかし、このような進歩についていくのは高くつくのではないだろうか。

＊6. Oudin 報告　前掲文献

患者はどう考えるのだろうか。80万人の癌患者に、毎年27万8000人の新しい患者が加わる。この数に彼らの身内は数えられていないから、患者の側に立つ「公衆」は数百万人の個人である。この市場では、この公衆にも演ずべき役割がある。なぜなら公衆は癌と戦う団体や協会に資金を提供するのだし、ときには行動も起こす。公衆の二つの武器は寛大さと怒りである。しかし、どうやら彼らは第一の武器しか使わないようだ。

アメリカでは、国政に影響を与えようとアンチ癌のデモが行なわれるというのに、パリではこれまでその類のものはなかった。エイズのような病気の場合には、西洋諸国では知的でメディアに影響力のある都市部の人々が罹ったため、道路でデモをくりひろげ、騒がしい行動を起こす団体や協会を生むことになった。そして、患者やその周囲の人々が看護・治療の組織を改善させ、在宅入院や三剤併用療法へのアクセスを要求したのだ。こうした団体や協会にとって、病人を考慮しない「研究計画書」を認めることはもはやあり得ない。つまり、医師との権威主義的な関係をおとなしく承諾することはもはやあり得ないのだ。

しかし癌の場合、そのようにはならなかった。癌対策全国同盟や癌研究協会（ARC）は、主に研究のための資金集めに携わっている。だが、プラカードを持って歩いたり、公の政策を批判するのは、こうした団体ではない。彼らはむしろ国のパートナーである。病気の進行について彼らが発言するとき、公の政策を邪魔するような疑問を発することはほとんどない。彼らは他の組織以上に予防に専心するわけでもなく、その政策は基本的に国の政策と異なるものでもなく、かろうじて職業癌に関心を持ち始めているにすぎない。

こうした非政府組織は、多くのスタッフと相当な予算を持っている。癌対策全国同盟は3500万ユーロ、ARCは4000万ユーロで、そのうち運営費は、最悪の場合、寄付金などで集められた資金を越えることさえあったのだ。[*7] これらの団体は、癌の財政面でも大幅に参画すると同時に、彼らが資金を提供する研究の選択にも関与する。また、その理事会が優先順位の方針をだすことから問題になることがある。癌対策全国同盟についての会計監査院の指摘によると、同盟の各種学術委員会の議長職を放射線療法部の責任者が務めており、この人物が寄付金を予防ではなく治療に当てているという。

合法性の限界を越える人々もいた。その後、裁判で有罪になったジャック・クロズマリーが運営していた頃のARCは、組織そのものの宣伝と、その筆頭運営者の私生活に厖大な金を注ぎ込んでいた。癌が寄生虫も発生させるのは避けがたいことだったのだ。

健康に関する手当て全般が経済活動という市場の対象になるが、癌の経済はよそと異なる。ここでは、消費者は鼻風邪や肝臓の痛みのときのようには薬を選ばない。セルフ・メディケーションという方法もあるが、ここでは適用できない。なぜなら、生きるか死ぬかという状況にある人に最新の化学療法をほめそやして、納得させるような宣伝は考えにくいだろう。この市場は消費者を相手にしないし、町医者に訴えかけることすらなく、必然的に医療機関を通して成立する。

*7. Oudin 報告 前掲文献

だから医療機関をねらい、誘惑し、クライアントにする必要があるのだ。

癌のもうひとつの特徴は、この病気が社会保険で１００％負担されるということである。すべての人に癌治療へのアクセスを可能にしている健康保険は、支払い能力のある巨大な市場を作り出した。この市場が、ここ50年間で治療や薬を生産する企業のめぼしい発展を可能にしたのだ。ゆがんだ効果によって、連帯のシステムが市場を保護するシステムに変形し、経済市場に補助金を与えることになってしまったのだ。健康保険という金払いの良い支払者のおかげで、需要と供給という通常のルールは、患者が払いたくない、というような金銭的な障害に妨げられることはなかった。化学療法は万人に提供されているのである。

健康保険会計委員会（労働・雇用・厚生省管轄）の２００２年の報告によると、フランス人の医療費は12年間に８２０億ユーロから１５７０億ユーロになり、ほぼ倍増した。これは一人あたり年間２５７９ユーロとなる。国内総生産（ＧＤＰ）に占めるこの支出の割合は10・４％になった。*8

ますます高価になる医薬品、医療技術、治療が健康保険という公共団体によって完全に負担されている分、社会保険システムは大きなプレッシャーを受け、結果的にこのシステムは変化せざるを得ない。高くつく重大な病気に対応するために、良性の病気には払い戻しをやめ、各家庭が負担するように決定される。そうなると、連帯に基づくシステムは、我々の健康保険に深く食い込んでしまったコスト増大に、いったいどのくらいの間抵抗できるものなのだろうか。

＊8. OECD（経済協力開発機構）の基準によれば 9.5％

進歩を語るお決まりの発言の裏で聞こえてくるのは、経済を語る発言であり、また、より高価な薬、地位、機械、技術行為を追求するシステムについての発言である。説明に耳を傾けたり熟考するのに時間をかけるよりも、このほうがずっと数値化しやすい、というわけだ。しかしこうした論理は、よりよく治療し、本当に探すべきところを探すのを可能にするのだろうか。なぜなら、研究にも数百万ユーロが費やされるのだ。どの研究を優先させるのかにも意味がある。フランスの研究においては、遺伝学がいちばん大きな分け前を獲得した。

遺伝子学の時代

血液の循環と細菌の発見につづく医学上の最新の大事件は、ヒトゲノムの解析研究ということになるらしい。少なくとも、めざましい進歩に驚嘆している研究者やマスコミの言を信じると、そういうことになる。ヒトの細胞の最重要部分の描写をすることで、科学は自然のなかに存在する最後の秘密を解明し、最後の水平線に到達するらしい。フランスのゲノム解析チームのリーダーで、エヴリー（訳注：パリ郊外にある町の名前）にあるジェノスコープと呼ばれる国立シークエンシングセンターのジャン・ワイゼンバック所長によれば、「我々は終わりある世界で仕事をしている」ということだが、終わりのある世界とは、つまり完全に検査をしつくした生物（有機体）を指している。おそらく、そこで理解すべきことは、少なくとも一部の科学者は生命の追求とその完全な制御の最終段階に近づいていると信じているということだ。その聖杯は手が届くところにある、というわけだ。

少し早まりすぎてはいないだろうか。得られた作業の成果は、一山の部品を指しているに過ぎず、部品をつなげる組織、機能、生命といったものは、今後も我々の手からいつもするりと抜けていってしまうだろう。文法のない言葉は、アルファベット順に分類され定義されても、言語を成さない。遺伝子学は、今日その辞書作りの段階にある。たしかに知識は進歩する。しかし医学の目標は、それをつかんだと思い込むだけ遠のいていく。それは古代の先人が西の方に向かっていけば太陽に到達すると信じたようなものだ。

分子生物学で生命を説明しようと望んだ研究者の多くは、今日、自分たちが目標からはるか遠くに離れてしまったことに気づき、遺伝子が説明的なコンセプトとして20世紀に演じた役割を21世紀にも演じつづけられるか疑っている。しかし治療の方法としては、いまだに遺伝子にひどく馬鹿げた希望を抱いているのだ。「機能ゲノミックスは、癌の診断と治療に技術革新をもたらす領域の要としてぜひとも必要である」と、なんの説明も与えないまま断言している。「この20年の生物学のめざましい進歩にかいま見られるように、検診と予防は、それ自体我々の知識の前進によって灌漑されるだろう」[*1]。共有しよう、投資しよう、と市民に勧められる期待が、これ以上の熱心さで褒めそやされることはないだろう。しかし正直なところ、細胞生物学の知識がどんな

＊1. *Rapport de la Commission d'orientation sur le cancer*（癌に関する動向委員会レポート）2003年1月　第8章

方法で予防を灌漑（?!）できるのか、と疑問に思わざるを得ない。もし予防に何か欠けるものがあるとしたら、それはまちがいなく「分子生物学の確かさ」なのだろうか？

いずれ医学は、遺伝子治療を通じて細胞指令の制御というプロセスの中心に位置し、病気の予防を可能にするだろうと主張する。こういう展望をいくら強調しても、それはいまのところ絵空事でしかない。遺伝子治療は､局所的な効果は見られるものの、まだ真価を発揮してはいないのだ。免疫不全のためにネッケル小児病院で治療を受けた乳児9人のうち二人は、不運なことに癌を助長する癌原遺伝子（プロトオンコジーン）の中に遺伝子が組み入れられてしまった。２００２年には、免疫障害児に行われていた先鞭となる実験は悲惨にも緊急に中止された。それでも、遺伝子治療を支持する人々は、いずれ勝利に終わると確言している。いつの日か、彼らは正しかった、ということになるのだろう。しかし、現在のところ遺伝子治療は癌を治すこともなく、予防もしていない。それが生物世界の進歩となるのか、あるいは本当に我々がそれを欲しているのか、問いかけるべきだろう。そうするあいだも遺伝子治療は私たちを魅惑し、社会的な期待を作り出す。メディアは、この期待をすばやく捕らえて誇張し、多額の資金がＤＮＡに集中するのに貢献するのだ。

この資金は、公に討論されることもなく、研究の優先事項の大きな部分に当てられた。しかし、外見はごくモダンであるものの、この資金は原始的な幻想に応えているのだ。生と死をコントロールするという錯覚を助長し、奇跡に対する信仰を新たにし、魅了された人々を楽観的にする。

服従への容認を進歩と呼べるだろうか。

イヴァン・イリイチは医学についてすでに次のように書いていた。「いわゆる先進国とされる国々がしているように、おびただしい数の公務員を使って、国全体を治療関係に従属させるべく企てること、これこそがふつう知られていないずっと深刻な病のもとである」。医療権限の新しい行使の仕方がほとんど妨げられないだけでなく、時として本当の大歓迎を呼び起こす。勝ち誇った研究と、これ見よがしの気前の良さを背景にした医療的なショーとして行われるテレソンのようなイベントの成功を見るにつけ、そう言わざるを得ない。遺伝子学とその応用が要求する途方もない財力に不安を抱くべきだろう。その金が人の心を虜にするのだ。

将来、私たちは癌のマラソンをやらなければならないのだろうか。あるいは金によって、見世物によって、科学によって催眠状態になった社会に何かしらを期待するため、カンヌ映画祭の最高賞パルム・ドール（訳注：黄金の棕櫚の意。棕櫚の枝は勝利、栄誉を象徴する）ならぬカンセール・ドール（黄金の癌）の授賞式でも執り行わざるを得なくなるのだろうか。

納税者とテレビの視聴者が賛同しているのは明らかだが、公の討論そのものが欠けている。門外漢の意見は愚か者の話し合いに似ている、と言うべきではない。公の問題を声高に話す者に託すのではない。しかし、民主社会が市民と市政を結びながら、政治的大綱や防衛や環境の選択と同じように、健康や研究について議論しあうというのは突飛なことなのだろうか。科学的知識は判断の糸口を提供はしても、政治的な正当性を与えるものではない。大砲の撃ち方を知っていても、目標の選択についての権限は与えられないのと同じことだ。

遺伝子学の流行は、ずっと以前に意味の追求が知識の追求に場所を譲ってしまった古いプロセスの延長線上にあって、最近新たに発展したものにすぎない。ミッシェル・フーコーは、痛みが臨床的実体になったときから、「個人の周辺で理性的な言語を組織するのが可能になる」と指摘した。病気が知識の源になり、私たちは症状について研究し、それから器官について、やがては遺伝子について研究するようになる。ますます人間性を欠いた素材として。

描写、コメントあるいは臨床の表比較を発展させながら、医師の関心は少しずつ病気に集中していき、それをさらに研究するために、病気だけを切りはなすのが都合よくなってくる。「病気という論理的なスペースでは、医者と患者は当然の権利として関わっていない。彼らは避けるのがむずかしい電波妨害のように容認されているのである」

18世紀末に始まったこのプロセスは次第に加速していった。17世紀は、血液、粘液質、胆汁、黒胆汁などの体液理論で健康がすべて説明された。1865年、クロード・ベルナールは実験的生理学にその全精力を傾注し、ヒトをその器官の機能に限定するのに貢献した。今日では、19世紀の似非科学ともいうべき骨相学には笑ってしまうのだが、その骨相学は、個々人は頭蓋骨の隆起により決定される、と真剣に説明していたのだ。

1980年代は、すべてが神経細胞だった。今日の遺伝子ブームは、理解したいという願望に当然ながら応えているけれども、いまだに説明することと熟達することのあいだに混乱がつづいている。よく観察したとしても、生命は決してその秘密のすべてを明かさないだろうし、今日の偉業が明日には傲慢になった医学の気の迷いと見なされないとは、だれも言えないのだ。たしかに遺伝子は癌化（癌発病の研究）の中心にある。しかし、遺伝子に当てられる役割はおそらく主役ではないだろうし、いずれにしても唯一のものではないだろう。

科学に携わる人々は、説明的なコンセプトを定期的に見つけて、他のすべてのコンセプトを無効にしてしまう傾向がある。この逆転はあくまでも物質主義的であり、人間が解剖学や生理学の特徴で定義される人間性の理論から抜け出していない。ヘーゲルは『精神現象学』のなかで、器質病論的な単純化に反対して、皮肉を込めて次のように書いていた。「暗殺者をその頭蓋骨のこの場所の大きな隆起によってイメージすることができる。あるいは泥棒が、この別の場所の隆起で説明されてしまう。（……）もしふつうに精神について話すとすれば、精神とはこれこれである、になる。それは精神が見えるとか、手にとることができるとか、ぶつかるとかいうことではない。精神はある存在を持っている、精神はあるモノである、特異な効果のある現実であるということしかし、精神の内面は実は一つの骨なのだという提案もなしに、こういうことが言われているのだ」

今日ヘーゲルが生きていたら、彼は癌患者を癌の遺伝子で、女たらしを不貞の遺伝子で説明でき、そして精神の実在物はひとつの遺伝子で表現できる、と主張するだろうか。

それは生気論や精神主義の再来をもたらすものではなく、唯一生物的な理由から、人間の知識を区別するように促すことだ。我々の社会には、排他の手順を説明したいという欲求がありすぎる。遺伝子学では個人の持つ資質を表で示せると思い込まれている。この学問によれば、従来の医学よりも巧妙に、（故意に伏された）集団的理由で病気になった生体を個別化し、切り離すことができるのだ。

遺伝子学的アプローチは、生命のこの客観化をつづけている。生命にではなく、細胞のプログラミングに、研究者たちがよく使うイメージにたとえるなら、《生命のソフト》にこだわりながら生命の対象化をつづけているのだ。遺伝子学は個人に距離をおき、個人の権利を剥奪する。遺伝子は伝統的な治療法の手に届かないところにある。伝統的治療法は効力がなくなり、それゆえ、さげすむべきものとなる。

病気は、かつては痛みに限られた。苦しむ個人は病気を特定する、あるいは苦情を言うことができた。ところがその後、病気はある規範との隔たりとして定義されて、いわば患者も医者も逆らえないある種の独立を勝ちとった。元気であると感じていても、動脈張力が高すぎると判断されると、元気は否定されてしまう。規格が病人を生み出してしまうのだ。そうなると、予測医学は病気を予告できると主張し、健全な人間に病気が現れるのを待つだけになる。それが完璧な不透明さのなかで行われるのだ。というのも、患者はまったく理解できず、専門家のみが秘密に近づける言語を前にして、不可解なプロセスの中に閉じ込められてしまうからだ。

癌対策全国同盟は、分子腫瘍学を「現代腫瘍学のリーダー的分野」と呼ぶ。この学問は病人にとってすでにかなり深刻になっている自立喪失を正当化し、増長する。これは、「医師に相談して服用のこと」と、薬の箱に印刷されている注意事項をはるかに超えるもので、患者は無能とされ、知識への従属に差し向けられる。こうした注意書きは、患者に対し、自立とはまったく逆に自分は無知で無価値だという感情を生じさせる。自立は健康の基本的な要素であるにもかかわらず、医学はこの自立をあまりにもしばしば損なってきた。患者は完全にオフサイドまたは理解不能の状態に追いやられて、細胞の真ん中にすでにプログラミングされた病気を認めることもできず、運命の生物的な形として「遺伝的感受性」が突然現れるのを防ぐこともできなくなる……。唯一科学だけが異常を追いつめ、救済者として介入する素質があり、病人がなんのためか分からない戦いの戦場となる欠陥組織を修正する、ということになる。

なぜなら、癌の遺伝的原因やウィルスの原因を強調することは、自殺を精神病のせいにするのと同じやり方を実行することである。つまり病因をつねに病人の内部に見つけること、果物のなかに虫がいるのを証明しようとすることなのだ。もしも肥満が遺伝子によるものなら、テレビの前での間食やハンバーグの食べすぎは社会の問題とはならず、身体的欠陥の兆候ということになる。有機体が苦しむとき、細胞は攻撃を被っているか、または脆弱さを露呈していると考えられる。ところが癌の場合は、それが「故意」の場合を除いて、攻撃を否定する傾向がある。意志的でない攻撃、私たちの環境から生じる有害な霧、免疫防御の悪化、加工食品など多くの要因があるが、それらの評価がむずかしいだけに、要因としては隠されてしまっている。宿主の脆さは認められるものの、その脆さが構造的で、遺伝子に書き込まれていて、避けがたく、環境とのつながりなどないほうがよいと思われているのだ。遺伝病はまるで運命か家族の欠陥だけが原因であるかのようだ。*2

病気の観察と原因究明を目標とする疫学の研究も、遺伝子学に対して抗しがたくはまり込む傾向があり、今日、疫学は特定の集団において特徴的な遺伝子を見つけようと懸命になっている。これは癌に限ったことではない。フランスの地域によってみられるケース（癌の種類）の格差について尋ねられたある有力な癌専門医は次のように答えた。「癌になりやすい遺伝子の存在は説明の要素のひとつになっています。ですから住民の移動の歴史的現象に関心を持つことは重要です……」。パスツール以降のワクチンの一般化は、社会全体のメンバー保護が目的であったのに対し、ヒト（のグループ）の遺伝子分析は、この平等主義の理想からかけ離れたコンセプトに到達し、ヒトのグループ分類学に近づいている。それに遺伝子の話を始めると、なんらかの形で分類の概念が問題になるのは避けがたくなる。「遺伝子学は優生学に仕える」とジャン・ベルナールは『未来の医学』の中で書いている。*3

遺伝子学に、そしてその結果として遺伝子治療に明るい未来があると謳う情熱は、動物や植物に対するさまざまな操作を正当化する道を開くことになる。病人がなによりもまず治りたいと願っている以上、もし具体的な利点を引き出せないとしたら、雄鶏にウズラの鳴き声を発させるの

*2. 分子生物学教授 Gilles-Eric Seralini の *Génétiquement incorrect*（遺伝的に不適切）Flammarion（2003）参照

*3. J.Bernard, *La Médecine du futur*（未来の医学）Le Cherche-Midi, Paris（1999）D.Belpomme による引用。*Les Grands Défis de la politique de santé en France et en Europe*（フランスとヨーロッパにおける保健政策の大きな挑戦）Ecologie et santé, Librairie de Médicis（2003）

を誰が喜ぶというのだろうか。メンドリに歯を生やさせるようなことをするとき、私たちは怪物を作り出す『モロー博士の島』（訳注：H・G・ウェルズ著の小説のタイトル）に住んでいるような悪寒を覚える。しかし、このように歯を生やさせる手段を約束すれば、精神錯乱者を操作することが、ただちに救済行為ということになるのだ。

乳癌は若い女性にとって特に注意するものになっている。若くして乳癌になった女性は、すでに家族に何人かの犠牲者がいることが確認されている。こうした女性たちは、ＢＲＣＡ１という特殊遺伝子（訳注：乳癌の約５％の原因とされる）を往々にして他の人々よりも持っている。ＢＲＣＡ１の解析はアメリカのミリアド・ジェネティクス社が特許権を持っていて、現在独占状態にあり、各検査ラボに対して検診テストを同社に送付し、その料金支払いを要求している。フランスとヨーロッパはこれに反対する手続きを始めた。

女性たちにとって、遺伝子テストの利点はあまりない。原因となる遺伝子を無力にすることができないので、「高いリスク」を持つ女性たちには、予防措置として、時には両方の乳房の切除が勧められる。この根本的な解決方法には、完治のチャンスがあるということもできる。しかしテストの結果がポジティブ（発癌遺伝子がある）と出たとしても、この恐ろしい切断を拒否する女性たちは、乳房造影あるいは予防的な化学療法を受けられるが、いつも不安な状態におかれる。

乳房造影による腫瘍の検診が早期治療のために有用だとしても、遺伝子ＢＲＣＡ１の発見は乳癌発症を妨げるものではない。この問題について、医療マニュアルが控えめに指摘しているように、「検診の主な利点は、検査結果がネガティブ（発癌性遺伝子はない）と出た人々を安心させることにある」。この種のサービスは、他の人々にとって別の利点があるのだ。「ミリアド・ジェネティクスの最大のクライアントは、2300万人近い人々を扱う保険会社である」と、J＝P・ゴディエールが2001年に書いている。[*4] 実際的な面から言えば、「法律上自由で平等」な人権の国フランスでは、悪い遺伝子を持つということがあたかも犯罪とみなされるようになり、そうなると仕事を探すうえでも、保険会社を探すうえでも厄介になるということだ。

予測医学と保険の論理

将来現れてくる病気を予測するという、予測医学と呼ばれる「SF医学」は、私たちがいずれどんな病気にかかるかを事前に知ることができるというものである。クノック先生（訳注：フランスの作家ジュール・ロマンの戯曲『クノック、あるいは医学の勝利』の主人公の名前）の夢は時代遅れとなり、いたって健康な人間はそれと自覚しない病気持ちではなく、執行猶予つきの病人とされるのだ。医学は基本的に病人を健康にしようと努めてきた。その医学が近いうちに健康を病気にしなければならなくなるのだろうか。この予測医学が幅をきかせるということは、癌にかかりやすい体質という考え方が、クラリネットやピアノへの適性という概念と同じように自然なものに

＊4. J.-P.Dozon と D.Fassin, *Critique de la santé publique*（保健行政批判）Ball and（2001）122 ページの中の J.-P. Gaudillière, *Hérédité, risque et santé publique*（遺伝とリスクと保健衛生）

なるということだ。しかし、リスクのバイオテクノロジーは夢物語の結果ではない。謎の行政府が秘密に物事の流れを決めるというのは、私たちの民主主義の本性ではない。しかし、いわゆる近代化法を経済的な意味で展望するなら、分子生物学や健康保険の見直しには（そのどちらも共存しなければならないのだから）、偶然であれ必然であれ、そこに整合性が欠けてはならないはずだ。

全国労働災害・職業病予防研究所（ＩＮＲＳ）は、１９９９年、国立保健・医療研究所（ＩＮＳＥＲＭ）に「遺伝的リスクと仕事」というテーマについての集団的評価をするように要請した。ＩＮＲＳは労働における健康と安全に関して主要な研究を行なっている。しかし、その社会的なあいまいさは、労使同数の代表で諸問題の解決を図るべきであるとするパリタリスムというフランス的な主義を物語っている。フランス経済人連合（ＭＥＤＥＦ）が理事会の半分を占め、残りの半分は多数の賃金労働者の組織で構成されている。社会問題監督総局は、ＩＮＲＳが機能的にも戦略的にも限界と欠陥がある、と強調するのを忘れなかった。

しかし、ＩＮＲＳが「フランスにおける職業リスクを知るための主要な、またほとんど唯一の道具」であることに変わりはない。すでにＩＮＲＳは、「アスベストの抑制的使用」を勧告したことと、グリコールエーテルの危険性について警告を発した研究者を解雇したことで注目されていた。肺癌や膀胱癌による死因の半分が職業要因と言われていながら、この分野はなおざりにされてきたのだから、その遅れを取り戻し、職業リスクを減らすほうがずっと緊急と考えられる。

それにもかかわらず、職業環境における「遺伝子の感受率」のリストが研究の優先事項になっているというのは、どのように解釈すべきなのだろうか。

この研究の2年後、2001年の秋、「遺伝的リスク」の概念によって約束された最近の研究成果が法案に盛り込まれた。それによれば、労働者が発癌性、遺伝毒性あるいは生殖に問題となる有毒物質に晒される作業につくには、労働医が「この労働者はその作業に医学上の禁忌がないと証明した」ときに限られることになる。禁忌のなかに遺伝要因が見られる。「社会近代化法」は、こうしてEUの指示に応えているようだが、まるでものごとを管理する人々は天から降ってきた命令の実行者でしかないようだ。これでは、政治とは神託を聞くに留まるだけではないか。「禁忌がない」という証明書は、「癌の素質がある」候補者、または職業病への候補者を名指ししつづけるだろう。

ある労働医は皮肉を込めて次のように語った。「アスベストファイバーを吸入する素質があると宣言された人々は、以前、何年ものあいだ立派に呼吸をしていたであろうし、騒音の激しい作業場の労働者はすぐれた聴力を持っていたはずである。それなら、なぜ耳の不自由な人々を騒音の激しい職場につかせないのか、すでに彼らは耳が聞こえないのだから問題はないはずではないか」。しかし、「禁忌がない」という証明書は、予測するという点で新しい。労働医の役割は原則として危険を減らすこと、または職場をハンディキャップに合わせることである。しかし、これでは法律はリスクを予想し、リスクの削除を組織するのではなくなり、年齢、家系の健康歴、生活習慣、遺伝要素あるいは医者の目にとまる個人的な感受性をすべて評価したうえで、労働者の削除を組織することになってしまうのだ。労働医たちは、この選定の道具をごく危険なものとみなして国家評議会にこの法案の廃止を申し立てたが、申し立ては却下された。

全国倫理諮問委員会（ＣＣＮＥ）も、すでに同じようなケースについて次のような意見を述べていた。「無知はまれにしか自由の要因にならない。避けられる疾患に対する感受性を知ることによって、個人は自分で結論を引き出す責任を持つことになる。運命を受け入れることによって、よりよく自由を行使できるのであって、それなしには自由は漠然とした意志にすぎないことは広く認められる」というものである。そして、ＣＣＮＥは次のように結論を下した。「労働者の利益についてだけを見ても、諸々の疾病への素質の潜在的要因の解明をめざす、厳密な科学研究は必要である、と考える。当然のことながら、社会はこの原則の逸脱行為に対して厳重に警戒しなければならない」。

労働医がこの種の選別を要請されるとしたら、彼らは健康状態あるいはハンディキャップに対する差別を制裁する法律に違反することになるだろう。

抵抗力が少ないとされる人々を定義し、危険な職場から遠ざけることは、追加費用と生産の損失を引き起こす職業病の数を減らすことになるだろう。人々を守るのではなく、頑健で若く、遺伝的脆さがないと断定される人々を前線に送り込むということである。ところが、だれかを発癌物質に晒すということは、その人間に避けがたいリスクを冒させることである。「禁忌がない」

という証明は、だれも癌から守りはしない。いちばん脆い人々をリスクのある職場から免れさせるという賞賛すべき意志は、社会的ダーウィン主義を堕落させないだろうか。求職者は二重の警戒の対象になってしまい、人々の保護を任務とする労働医は、人々が社会心理的に適応しているかいないかの裁き手に変貌しかねないのだ。

今日フランスで、年に300件の職業癌が認定されているが、実際には5000〜1万件と推定されている。エレン・アムベルノンは当時、フランス電力公社・フランスガス公社（EDF・GDF）の労働医学総務部疫病課の労働医であったが、原因が多様な癌が頻発すればするほど、職業的要因は考慮されなくなると説明していた。なぜなら、すべてが職業病の認定の妨げになるからである。職業活動とのつながりを証明するむずかしさ、病気が職業病のリストに載っている必要性、ある危険に晒されていた従業員が発症するまで長い年月を経るため、退職して記憶が薄れてしまうこと、これらの問題について訓練されていない医師たちが手続き上の問題で疲れてしまったり、どのような手続きをとればよいのかとまどうなどである。

アスベスト犠牲者保護全国協会の会長フランソワ・デリオーは、次のように語っていた。「医者は人を治療するのが仕事であって、人々の社会的権利を主張するのを手伝うためにいるのではない、と自分たちを見なしている」。アスベストについては、少なくとも問題は最終的に解決した。その解決方法は健全な肺にアスベストを吸わせるのではなく、アスベストを禁止することであった。

特定の癌の発病を助長する遺伝子の存在を認めると、根本的に個人的なこの要素の補償という問題が避けがたく起こる。この狭間で遺伝子の役割は計算の対象となる。疫学・放射線治療学のC・ヴルゥゾス教授は「年齢、電離放射線へのゲノムの感度、タバコ、化学物質、アスベスト、遺伝要因」といった癌の異なる要因の責任を識別できないことを残念がり、いつか科学が癌の源を立証する電離放射線の分子的「署名」を見分け、放射線に敏感な人々の探知ができるようになることを期待している。飛行機事故の際にブラックボックスが必要であるように。

一段とすぐれた明確さに達すること、それぞれの責任を明確にすることが目標として公言されている。だれがこの真理の研究に反対するというのか。当然のことながら、どういう義務を負うのか知る必要のある保険会社ではない。できれば車を運転する人間と同じく、癌に「かかりやすい」人間も保険会社は避けたいのである。J＝P・ゴーディリエール[*1]は、バイオテクノロジー、保険市場、健康システムのあいだのこの「癒着」をみごとに描写している。彼は、アメリカの新しい治療ネットワークHMOは、保険者であると同時に治療子会社の組織機関なのだ、と強調する。その二つの目標は、病気が重い被保険者を避けることと、いちばん安価なパートナー（ラボ、放射線科医……）を選別することである。健康保険はこれまで盲目の支払人であった。しかし民営の保険会社は、犠牲者を補償するまえに証拠を要求するだろう。個々の要因を区別することで、労働に関わる部分だけを補償できるようになる。長期的には、保険料は充分に特定されたリスクに応じて、個々のケースごとに設定できるようになるだろう。

＊1. J.-P.Dozon と D.Fassin, *Critique de la santé publique*（保健行政批判）参照。前掲文献。

同時に、将来の社会保障制度についての話し合いがすすみ、追加保険の会社は自らを「クライアントの全面的なパートナー」と位置づけ、その資格で病人の情報へのアクセスを要求する。現在まで、医療秘密は保険会社がアクセスすることは拒否されている。ところが、保険会社は「自分たちのサービスを現状に合わせること」を望んでいる。つまり、健康保険公庫と同じ情報を得ることと、保険会社は誰を補償するのかを知ることができるということだ。

この入手を阻んでいる障害を取り除くために大臣が報告を求め、その報告が２００３年６月に提出された。この報告によると、医療データの伝達は私生活の尊重という権利によって守られており、仏国憲法と欧州人権条約により保証されている。しかしこの報告は、治療へのアクセスもまた基本法によって守られていると指摘している。この二つの要求はときとして競合することがある。

医療秘密をいくつか侵害することは、社会保険の財政的均衡を守る必要性から正当化されていた。たとえば、ある労働者の欠勤の理由を医師が求められたときなどである。同じ理由で、個々人の名前が記されたデータへのアクセスを保険者に許可することが可能になるだろう。つまり、保険業者の役割が法律で定義されているか、その役割のために国が部分的に融資していて、記名データのオンライン伝達が「適切な保証を有する被保険者の合意をもって」[*2]行なわれるなら、それで十分なのだ。追加保険組織が電子医療カルテに掲載されている医療データへアクセスすることについての法的、技術的な実行可能性について、この報告は「肯定的に大臣に答えられる」、

＊2. C.Barbusiaux, *L'Accès des assureurs complémentaires aux données de santé des feuilles de soins électroniques*（健康保険払い戻し請求書電子データへの補足保険者のアクセス）2003年5月の中の*Les règles juridiques applicables, les solutions envisageables et les garanties nécessaires à la télétransmission de données de santé nominatives par les professionnels de santé*（適用しうる法的規則、考えられる解決策、健康関連専門家たちによる健康データ遠隔処理に対する必要な保証）第2章 レポートは www.sante.gouv.fr で検索可能

と結論している。国立情報処理と自由委員会（ＣＮＩＬ）と保険業者との文書のやりとりは、報告書のなかで明らかにされた全般的な方向性が「幅広い承認を集めている」[*3]ことを示している。

予測医学はときに予防の否定になる。なぜなら予測医学はリスク要因に働きかけようとせず、自ら病人と見なさない人々に対してハンディキャップの定義を拡大し、個人の最終段階で新しい欠陥を見つけて不完全な人間だと自覚させ、いずれは自分で責任をとるよう促すことになる。現実問題として、染料工場で働いていて、膀胱癌に「なりやすい」人の補償に合意する保険会社があるだろうか？　軽率な人は自らを責めなければならないだろうし、保険会社は必ずや故意または無知により冒されたリスクは負担しないと主張するだろう。この保険業務の論理のなかでは、保険者の存在理由は顧客の情報を先取りすることになり、予想医学は保険者たちに途方もない便宜を図ることになるのだ。

この態度は、ビジネスの観点からみれば論理的である。しかし連帯的な社会という考え方からいえば、潜在的な病人、つまり予測医学によって次期の病人とされる人々の利益とはほとんど相容れないものだ。もしも健康が私たちのもっとも貴重な財産であるとするならば、健康は車とか家とかのように所有するものとはならず、状態として見なされるはずである。健康への希求または権利は、尊厳を重んじる条件のなかで命を維持する権利としてしかあり得ない。この権利が集団によってもはや保証されなくなるとき、この権利は患者次第ということになり、そして患者が保険者に払うもの次第ということになる。この経済的選別は「個人的な選択である」と、しごく

＊3. C.Barbusiaux。前掲文献、結論

あっさりと呼ばれている。私たちは将来の健康を保険会社に委ねるべきなのだろうか。

癌のロビー

我々の「金儲け第一」の民主主義においては、経済的な利害が生じるとすぐにロビーが舞台に登場する。というか舞台裏に登場する。こうした圧力団体は、彼らの私的な利益にできるだけ適うように、重要な決定に影響力を行使するためのいくつもの方策を備えている。フランスでも外国でも、ロビーと呼ばれるものは共通利益への構造的な結託である。癌のロビーと呼べるものは、主に医療機関、製薬会社を結合した医療産業の複合体である。この複合体は研究を方向づけ、医薬品の開発や販売、機器・施設・インフラを提供することで利益を享受する治療の売り手であり提供者である。彼らがさまざまな保健政策の討議に参加するのはもっともだとしても、こうした人々の一部は、健康システムだけでなく、職業教育、研究、情報を掌握する野心を抱いており、しかもそれが彼らの利益になるやり方での掌握を狙っているのだと指摘せざるを得ない。

フランスでは、まだわずかに残っている慎みのおかげで金と保健行政の間のもつれがまだ阻まれているが、アメリカでは私的資金の投入が公益と交わっても顰蹙《ひんしゅく》を買うことはなく、こうした行為は秘密でもなければ恥でもなくなっている。かくして、国立がん研究所が組織した「ワシントンへの行進」はアメリカの製薬業界の財政的支援を受け、製薬会社は公益という大義を擁護するようなふりをしながら、政府から金を得ようとしていたのである。

この問題はフランスではもっと微妙で、重要な決定がなされる際、民間会社の役割についてだれも本気に公にしたいとは願ってはいない。1995年、フランス薬品庁科学審議会のメンバーであるジャン＝ピエール・バデ教授は、「製薬会社アストラ、セアル、サンテラボ、ロッシュ、ボーフール、ヤヌゥシ、ジュゥヴェナル・ビクなどとのつながり」を認めた。[*1] 1996年、フランス薬品庁自体、「こうした審議会のメンバーであるほとんどの大学教員や病院医たちは、臨時にまたは定期的に、研究、評価、アドバイスのために製薬産業に協力している」と述べている。こうした関係を正当化しようと、フランス薬品庁は「製薬会社との長年の結びつきから、最高の専門家たちの援助なしで済ませることは不可能である」と説明する。

薬品庁の元ディレクターであるディディエ・タビュトーは、こうした結びつきは財政的（研究契約、シンポジウムの費用の負担）であるかもしれないし、同僚または先生への愛着や感謝を示すときのように、知的なものを兼ねているかもしれないし、知的なものだけでもあり得る、と説明する。『だれが我々の健康を管理するのか？』という本の著者の一人が書いているが、現実には、薬が開発される以前に専門家たちはすでに製薬会社の捕らわれの身となっている。実際、ある疾病についての研究は、ある日特定の薬が陽の目を見るチャンスが生まれた瞬間から発展していく

＊1. R.Lenglet, B.Topuz, *Des lobbies contre la santé*（健康に反するロビー）Syros（1998）84ページ

のだ。別の言い方をすれば、中期的あるいは長期的に利益が見込まれるならば、研究のための費用が出るということである。そのためには、薬が実験段階になる以前に専門家たちの支持を得なければならないのだ。

20歳から65歳の女性に行われる子宮頸部・鞘膜の塗抹標本のおかげで、子宮頸癌の数は減少した。２～３年に一度の割でこのテストが勧められている。２００２年3月の３、４日、ル・モンド紙の読者は、塗抹標本テストの質を確実に改善する「革命的な」テクニックの存在を知った。[*2] 薄い層と言われるこの新しいテクニックは、誤診を減らし、頸部癌の原因であるヒトパピローマウィルス（ＨＰＶ）を検出するという。しかし、これまでの方法よりも値段が10％高い。革命的といわれる方法の優越性を真に裏付けるような独立機関による比較研究はされていない。そのため、販売促進を担当したアメリカのある会社が攻撃的なロビー活動によってその優越性を認めさせようと試みた。その方法論に異議があるとして、この新技術についての研究を保証することをためらう一部の病院の医師たちを避けるために、製薬会社はある病院のディレクターに話をして、専門家たちの署名を募ろうと試みたということがあった。この猛烈な攻勢は失敗に終わった（訳注：日本ではほとんどが医師によって病院の運営がなされているが、フランスではそのための教育を受けた医者ではない人が病院を運営している）。

それにまた、この方法を革命的だといいたるところで繰り返し、医学専門でない新聞、雑誌までもがこれを取り上げると、患者たち自身が情報を得て医者にそれを要求することになった。ある

＊2. Régine Artois, *Dépister pour éradiquer le cancer du col de l'utérus*（子宮頸部癌を撲滅するための検診）。

大新聞がこの記事を発表し、キャンペーンが広まった。問題は価格にとどまらない。細胞の薄膜読み取りの国際的な画一化と自動化は、「国境を越えた給付」（開発途上国への下請けということ）により、医師を必要とせず、分析コストの大幅な値下げを可能にした。また「国境を越えた給付」はバイオテクノロジーの応用に利用できる細胞バンクの設置も可能にする。つまり、分析の市場が交渉されるということだ。もし薄膜のテクニックがなにかしら「革命的」であるとするなら、このテクニックが医療サービス再編を機に、独占支配を狙っているという点にあるということだ。

患者を対象にしたロビー活動のもうひとつの例は、１９９７年、卵巣癌の治療に使われた薬のケースである。専門家たちはこの臨床テストが確実ではないと判断していたが、グループのディレクターがテレビに出演して、患者がこの新薬を利用できるようにテストを早急に止めなければならない、と説明した。患者の団体や協会はこの情報をひろめて、政府に事を急ぐように要求した。[*3] 威信ある英医学誌ランセットは、こうした圧力に屈してテストの結果はその影響を受けた。

しかし、病人が操られるのはめずらしいことではない。ロビーの目的は、権力機構の内部と同じように、患者の協会が形成するような反権力組織のなかにさえも入り込むことである。

いわゆる先進国といわれる国々では、発癌物質の製造業者たちは経済のなかで主要な役割を果たし、重要な地位を占める。アンドレ・アシエリは環境の衛生安全について調査した後、ここに深刻な問題があると認識した。「フランスではロビー活動が規制されていないので、産業利害グ

＊3. *Des lobbies contre la santé*（健康に反するロビー）。前掲文献　75 ページ

ループはその目標を達成するために、ほとんどありとあらゆる戦略を用いることができる」と書いている。[*4] つまり、すべてに通じていられる、ということだ。規制が近いうちにあるという「脅威」に関する裏話を入手しようとするのはありふれたことで、「よい意味での競争」だなどというのは、市民団体などと比較すると、情報へのアクセスが必ず不平等である点を除いての話である。結局のところ、最強のもの、いちばん早いもの、最良に組織されたものたちに常に有利であることになる。

「産業界が提案する書類だけがしばしばタイミングよくオフィスに届くというのは遺憾なことである」とアシエリは述べる。タバコの煙に含まれるタールと肺癌の関係が研究で明らかにされたとき、タバコ製造業者は自分たちの事業を擁護するためにロビーを組織し、うとましい法律を避け、可能ならばそれを妨害することもやってのけた。デュボワ教授[*5]は、タバコ製造業者が三つの操作に専心したと説明する。つまり、ニコチンは常習作用がないと説明すること、新しいスモーカーを補充しないと宣言すること、タバコ不利説に異論を唱えることで有名な、信用性の高い科学者たちに報酬を払うこと、である。第一の点は、ニコチンへの依存であり、タバコをやめたときの禁断感覚である。これは60年代に製造業者自身が詳しく言及しているが、それは顧客を常連客にするこの依存が商業的な成果をもたらすからである。

製造業者は陰で心配していた。もしこれが知られるようになると、依存という概念は喫煙者の「自由な選択」と矛盾することになりかねないからであった。フィリップ・モリスは、内部メモ

*4. A.Aschieri　前掲文献　著者は当時アルプ・マリティーム県第九選挙区の緑の党議員であった。
*5. G.Dubois, *Rideau de fumée*（けむりのカーテン）Seuil（2003）

のなかで自問している。「ニコチンの精神薬理学についての研究など、我々の行動すべて（……）は、ニコチンがドラッグであると暗黙に認めているように見えるかもしれない。我々の弁護士によれば、このような認識は時宜にかなっていない」[*6]。タバコメーカーは、煙の酸性を弱めるアンモニアを添加して血液のニコチン吸収を増大させる。そのおかげでニコチンを多く見せることなしに依存性を増すことができ、偽って喫煙者を安心させることが可能になる……。

第二の点について、呼吸器病専門医のジャン・トレダニエルは説明する。「タバコ産業は顧客を殺す唯一の企業である。もし会社が安定した経営維持を望むならば、毎年6万人の新しい客を補充しなければならない。会社はしばしば子供や青少年たちのあいだに新たな客を求める。若者たちは大人になる儀式の道具としてタバコにこだわっている」。

会社は必然的に死亡した喫煙者の代わりに、新しいスモーカーを見つけなければならない。こうした若者に会社ができることは、ナイトクラブなどでのタバコの無料配布や、スポーツ関係のスポンサー、または「完全な独立と個人主義のシンボル」であるカウボーイ・マールボロの広告などであった。三番目は、G・デュボワによれば、1993年のアメリカ環境保護庁（EPA）の報告に異議を唱えるために、タバコ研究所は科学者13人に15万6000ドルを支払ったという。この報告は、タバコの煙がAクラスの発癌物質であり、肺癌の20％は非喫煙者の間接喫煙によるものとしている[*7]。逆のプロパガンダは昔からある方法である。癌のタバコ原因説に釣り合いをもたせるために、タバコ製造業者たちの運営する研究所の科学部長と、ある人口遺伝学者は、癌

*6. 前掲文献、106ページ。
*7. 前掲文献、G.Dubois　205ページ。
*8. J.-P.Dozon et D.Fassin, *Critique de la santé publique*（保健行政批判）の中の J.-P. Gaudillière, *Hérédité, risque et santé publique*（遺伝とリスクと保健行政）。

の「遺伝的な素質」というテーマを展開した。*8

クロード・エヴァンはロビーと戦った珍しい大臣のひとりで、反タバコ法（通称エヴァン法）にその名を残したが、彼はこう書いている。「さまざまな利害、とくに経済的利害は明らかにものごとの前進にブレーキをかけ、一部のプロジェクトは反対にあった結果、緩和されたり、ごく巧妙に迂回させられたり、さらには消滅させられた」。

同じように、措置の提案を担当した5人の学識経験者は、企業家たちに「アヤトラ」とか「悲しい王様」と紹介された。マスコミは、異端審問、自由侵害、魔女狩りなどと評価して企業家たちに追随した。なぜならば、業界関係者から情報を豊富に受けたマスコミもまたタバコ製造業者たちの広告予算に依存しているからだ。

フランス人3人のうち二人がこの法案に賛成していたことで、法案は維持された。しかし、政府が禁煙運動に充てた5000万フランは、タバコメーカーたちが迂回広告に費やした7200万フランに対して、勝利への闘いを展開するには到らなかった。つまり、突如としてハイキングシューズやはるか遠方への旅行に、タバコの名前がつくことになったのだ。タバコメーカーたちがお返しを条件に選挙資金を調達するというアメリカのようではないとしても、タバコが110億ユーロを国家にもたらすことを考えれば、行政官庁の製造業者たちに対する好意的な態度には納得がいくというものだ。

タバコメーカーたちが直接宣伝できないのを残念がるのに対して、原子力は常に慎みを好んできた。国際原子力機関（ＩＡＥＡ）は、原子力が幸福感に浸っていた50年代に組織された。この時代には、「アトミック」ソーダ、ラジウムの美顔クリームが勧められたものだ。ＩＡＥＡの役割は平和、繁栄、保健衛生のために原子力を推進すると同時に、監督と検査の使命も担うことであった。つまり、放火者に防火運動を任せるのが当たり前らしいのだ。したがって、この機関は裁判官であると同時に当事者でもある。

１９５９年の協定以来、世界保健機関（ＷＨＯ）は「発見したものを公表する前にＩＡＥＡに諮らなければならない」ことになっている。[*9] ２０００年5月3日、核拡散防止条約の見直しの際にも、ＩＡＥＡの責任者はこの制約事項をくり返し確認した。おまけに１９９５年の協定第３条では、そのことを次のようにずばり宣言したのである。「ＷＨＯとＩＡＥＡは、一部の文書の機密的性格を守るため、その漏洩がどんな形であれ職務のすみやかな進行を妨げかねないものについては、なんらかの厳密な措置をとらざるを得ないことを認める」。「一部の」と「どんな形であれ」という表現が多用されて、テキストが芸術的とも言える曖昧さに包まれてはいるものの、要するに、我々はあることを言い渡されており、その伝統は維持されているのだ。たとえば、２００３年8月に公表された官報の行政命令は、原子力に関する保護、監視、輸送に関わること一切について言及することを禁止している。[*10]

化学業界は「化学恐怖症」を打倒することを自慢にしている。癌専門医でギュスタヴ・ルゥスィ研究所の名誉所長のチュビアナ教授は、この恐怖症を「非理性的な恐怖症」と呼んでいる。化

＊9. WHO/IAEA 間の協定テキスト：http://www.who.int. サイト上で検索可能
＊10. 保護領域と核物質管理における国防機密保護に関する 2003 年 7 月 9 日付け行政命令（2003 年 8 月 9 日官報）

学業界は、アメリカ環境保護庁（ＥＰＡ）に潜入して、ＥＰＡがいかなる拘束的な措置もとらないように備えた。この方法はフランスでも、ヨーロッパでも、その力量を示してきたし、現在も示している。２００３年５月７日、化学産業は欧州委員会から「２万７０００個の化学物質のテストに関する法案の採択に先立って、協議のため」に８週間の猶予を獲得した。これらのテストは、化学企業がその製品のリスクを評価し、無害を保証するのを義務づけるものである。

法案の採択は２００４年の欧州選挙の後に延期された。２００４年以降ということは、新メンバー国、特に東ヨーロッパのＥＵ加入は、おそらく力関係と優先順の認識を修正することになるだろう。健康と化学が対立する抗争のなかで、健康はふたたび敗北したのだ。

２００３年9月20日、Ｊ・シラック、Ｔ・ブレア、Ｇ・シュロダーは、ロビーの真の代弁者として行動し、欧州委員会の委員長に、ＲＥＡＣＨ（欧州化学物質規則）プロジェクトを「憂慮する」と書き送った。このプロジェクトは、市場に存在する物質（中間体とポリマーを含めると10万あるがそのうちの）３万個の毒性についての厳密な検査を目指している。「検討している記録の手順があまりに官僚的で不必要に複雑になる、と考えられる」と、３国の首脳は記した。化学業界のロビーはためらいもせずに、５００億ユーロの損失と36万人の失業を持ち出すが、市民団体の推定によれば、取引総額の０・１％（37億ユーロ）を越えないはずである。化学部門の雇用の喪失については、仮にロビーが臆面もなくでっち上げた数値を認めたとしても、テストの普及でどれだけの雇用が創出されるか、あるいはどれほどの癌、不妊、慢性病を避けることになるか、だれも考えなかったのだろうか。

各発癌物質は、それぞれが圧力団体を持っている。「アスベスト〜白い金〜」のロビーを暴いた最初の人間のひとりである毒物学者アンリ・ペズラは次のように説明している。「1982年に、アスベスト企業の経営者たちはアスベスト常設委員会（CPA）を創設、資金を提供した。CPAの戦略は、リスクの重要性に疑いをさしはさんで、科学者の発言をコントロールすることである」。つまりCPAの目的は、卵を割らなければオムレツは作れないと同じ理屈で、危険な物質なしには進歩はあり得ない、と説得することであった。

今日CPAは消滅しているが、フランス産業の利益保護を担っていたCPAには情報と同時に予防も委ねられていた。それはまたもやタバコの会社に禁煙運動をまかせたり、児童性的虐待者に子供の保護をまかせるようなものだ。CPAは、企業家、多数の省庁（保健、環境、産業、労働、住宅、運輸）の官僚、関連分野で最高の専門家とみなされる組合活動家、医師を招集していた。CPAの主な論拠は、アスベストは注意せずに使用したときに限って危険である、というものだった。組合は雇用を守ることに心を砕いていたため、状況の重大さをつねに把握してはいなかったのだ。

フランスでは、これがもっとも特筆すべきロビー活動の一例である。「新しい物質の有害性についての研究が企業自身によって行なわれ、行政官庁あるいは独立した機関によってではなかった」とアンドレ・アシエリは述べている。1978年にアシエリはまた次のようにも書いている。

「建築、造船、製鉄、日曜大工や一部の家電品関連のアスベストに関係する職種に高い犠牲者数がある、という事実を明確にする中皮腫の記録を厚生総局はすでに持っていた」[*11]

対策を立てるのに、これ以上何をか言わんやである。アンドレ・アシエリによると、労働大臣自身が、正確に言えば労働関係局が決議のプロセスを停滞させたらしい。「企業経営者たちは労働省ではとても影響力があり、ときとして行政サービスの局長職に企業の幹部を任命させて、官房内部の動きを注意深くうかがっている」と、アシエリは説明する。こうした行為はよくあるとしても、フランスはアメリカほど直接的ではない。ＧＷ・ブッシュはまさしく単純明快にモンサントの幹部であるリンダ・フィッシャーを環境保護庁の副行政官に任命したのだ。製造業者が「我々が作るものは危険であり禁止されなければならない」と宣言するのを聞いたことがあるだろうか？

「世論の圧力によって」とロビーが言うように、アスベストはフランスでは１９９７年に禁止となった。ＥＵが「指令９１６３２」で禁止してから5年後のことである。その後、アスベストは「発展途上国」と呼ばれる国々の「世論の圧力」がそれほど活発でないことから、もっぱらそうした国々で生産されている。フランスがアスベストを放棄すると、アスベストの大生産国カナダは世界貿易機関（ＷＨＯ）の場で、貿易妨害であるとしてフランスを攻撃した。このときカナダは敗北した。

保健行政の軟弱さは、ＩＧＡＳ（福祉問題監督総局）報告でまたしても確認された。「産業界

＊11. J.Bignon 他，*Regisre français des mésothéliomes*（中皮腫に関するフランスの記録簿）呼吸器系疾病のフランス定期刊行物（1979）7 巻。A.Aschieri による引用

の利益、ときとして組合の保守主義を乗り越えるために必要不可欠な分野において、保健行政の専門家はますます稀になり、しっかりした科学研究が不足している。アスベストへの反応の遅さは、企業家たちに決然と立ち向かえる研究者がほとんどいなかったという事実によって部分的に説明できる[*12]」

ロビーが行政当局に対しておこなう活動の概要をつかむには、フランスロビー活動顧問協会[*13]（AFCL）のサイトを検索してみるといい。このサイトは、企業にどのような利益があるのか説明するためのものだ。AFCLの加入者はコンサルタント会社を経営している。その憲章はロビイストの活動を次のように定義している。ロビイストは自由で独立した職業を営み、その活動は、国内またはEUの選挙で得る政治権限との兼業を厳重に禁ずる。

1992年以来のAFCL加入者であるジャン＝ピエール・ユロは、経済社会コミュニケーションズ社の社長で、その顧客には次のような会社が名を連ねている。フランスカドミウム産業協会（AFIC）、独立製薬業協会、鉛産業協会（AIP）、プラスチック整形加工技術業連盟、フランスガス公社、ペシネー（アルミニウム）、クリスタルガラス器製造業連盟、PVCパイプ製造業者組合。AFCL名誉会長ティエリ・ルフェビュルは、元官房（司法、貿易、経済、財務）メンバーである。ルフェビュルが経営するTL&A社は、その顧客に軍事産業、エネルギー、電信事業、健康、金融などの企業を数える[*14]。

フロランス・メゼル＝ムゥテルドの経営するアントゥレル社は「明確な目標へのサービス（規

＊12. Igas 年報 2003、Santé, pour une politique de prévention durable（健康、持続的な予防政策のために）172 ページ
＊13. 2. 以降の情報は www.afcl.net のサイト内容に典拠
＊14. Framatome, EDF, ELF…（Roger Lenglet と Bernard Topuz による引用）

制の変更、修正案の採択、製品の許可）または企業に有利な環境の創設（……新しいテクノロジー、新製品）」に合わせたロビー活動を実践している。その顧客は、航空機産業、農産物・食品加工業、バイオテクノロジー、化学、エネルギー、娯楽、健康、自動車の多国籍企業であるが、その名前は非公開である。ロジェ・ラングレとベルナール・トピュズ[*15]が書いているが、アントゥレル社は、遺伝子組み替え作物の許可、合成砂糖を禁止する法律の廃止、食品産業における製造秘密の公開を義務づける法案の否決に向けて、そのノウハウのすべてを注ぎ込んだ。

影響力を維持するには、いろいろな方法がある。１９９３年、ペシネー社は、サン＝ジャン＝ド＝モーリエンヌ工場の従業員代表の要求に基づいて、全国労働災害・職業病予防研究所（ＩＮＲＳ）に研究を依頼した。従業員は、同社アルミニウム工場の労働者に気管支肺癌や膀胱癌による死亡が多いのを心配していたのだ。最初の調査結果は１９９８年１月に研究部長と副部長に伝えられた。副部長は「コントロールすること。アルツハイマーとアルミニウムの問題を考慮し、注意すること」と述べた。最終的に、研究結果は１９９８年４月にＩＮＲＳの科学委員会に提出された。

結果をみると、かなりの精神錯乱、アルツハイマー病、膀胱癌の発症があった。十分な人数を調査の対象にしていないため、こうした疾病の多発は統計学的に明白な意味を成さない。研究者たちは調査をつづけることを提案した。こうした場合、補償の問題が必ず生じるものだ。ペシネー社の医師、顧問はこの研究の報告者であるが、まもなくこの結論に激しく抗議した。会議の後、

＊15. *Des lobbies contre la santé*（健康に反するロビー）前掲文献、177ページ

ＩＮＲＳの科学委員会は、「この調査をつづけるのは望ましくないようだ」と結論した。その後、アルツハイマー病と膀胱癌をリストから外させた副部長は説明した。「調査票のごく一部について書き直しにとりかかった。もっともこれは形式上のものにすぎない」[*16]……この件について、事業所委員会への抗議とメディアが批判的な記事を掲載したのを受けて、ＩＮＲＳの理事会は新しい調査の実施を要求することになる。しかし、この調査が「掘り下げられて」いくことはないようである。

国は保健行政が特殊な利益と矛盾するとき、保健行政に責任を持つ。しかし、しばしばその使命を果たすのに不安を感じるようだ。硝酸塩系肥料のケースは、ほとんど滑稽でさえある。法律に反して、国は汚染行為にカネを出し、すでに違反している牧畜農家も含めて、集約的畜産への拡大を支援した。拡大へ要請はすべて特例として県庁で承認される。なぜなら県庁には国土関係サービスがあるほかに、農業会議所代表がメンバーを務める委員会も県庁にあるからである。

１９９２年、豚と家禽の飼育家、豚肉加工業者、農業加工業協同組合が構成する「環境研究所」なるものが突如としてブルターニュに出現した。ベルナール・サレゾン、ベニエ事業所、ドゥ社は、数回にわたって汚染水流出とその他の汚染で有罪の宣告を受けていた。そのため、この研究所なるものが「果物あるいは飲料水に含まれる環境のなかの硝酸塩にはまったく危険がない」と主張する著作を公表しても驚くことはない。問題を解決するのに、とりわけ単純な方法である。

その著者ジャン＝ルイ・リロンデル博士は小児科医だった父親の研究を引き継ぎ、環境保護団

＊16. Igas レポート。1999、№ 1999062, *Contrôle du fonctionnement de l'Institut national de recherche et de sécurité pour la prévention des accidents du travail et des maladies professionnelles*（労災、職業病予防研究と安全のための国立研究所の機能管理）》最終レポート

体だけでなくＷＨＯと欧州委員会をもひっくるめて攻撃した。環境研究所の主張によれば、硝酸塩は消化を助け、癌や心臓血管系疾患を防ぐという。[*17] もう少し努力すれば、薬局で購入できるようになるとでも言いたいのか。

リスクの軽視あるいは否定

リスクの評価において、またはそれが引き起こす論争のなかで、だれもが必然的に異なる数字または異なる解釈をされた数字に頼り、反駁の余地も与えない分析をふりかざす。まるで健康全般について、とくに癌についての発言には量的な正当性しかないかのようだ。密度またはパーセンテージで癌が説明できるかのようだ。まるで、テーマの根拠さえ客観的なデータであり、議論の余地などないかのようである。ところが、参考データは当てにならないもので、それを入手する方法そのものが、往々にして解釈や操作に合わせたものであることがある。私たちは、言いたいことを数字に代言させることができるだけでなく、探しているものしか、または思いつくものしか手に入れないのだ。歪みのように現れてくるものは必ずしも悪意からではなく、ただ単に順応主義か信念からきている。こうした理由から、計算あるいは評価方法を検討してみるのも無駄ではないだろう。

＊17. J. et J.-L'Hirondel, *Les Nitrates et l'homme. Le Mythe de leur toxicité*（硝酸塩と人間　その毒性神話）Institut de l'environnement（1996）

健康と環境の関係に関心をよせる専門分野のなかで、毒物学は代謝と毒の効果を研究するものである。実験室の動物に対して癌を引き起こす物質が必ず人間に危険であるということはない。しかし、それを人間にテストすることは考えられないので、毒物テストは、その物質が市場に入る前の必要な唯一の段階となる。その次に登場するのは疫学者で、腫瘍が進行する期間、つまり1世代か2世代の後に顕著な影響を発見することになる。もっともそれに関心を抱く研究者がわずかでも存在し、彼らが予算を得られればの話であるが。

したがって、毒物テストは不完全であるとしておくべきだ。毒物テストは、ネズミや細胞で観察されたものから短絡的に結論を引き出すことを許さないからだ。だから、こうしたテストはありとあらゆる解釈を善しとする。生物学者で、国立科学研究センター（ＣＮＲＳ）の元研究部長クロード・レィスは説明する。「もしあなたがある物質を私にわたして、『この薬に発癌性がありますか?』と、尋ねたとします。癌になりやすい品種のネズミにテストをおこない、高カロリーの餌を与えて、簡単に癌化が見つかった場合、この物質には発癌性があると結論します。しかし、逆の結論があなたにとって都合がよいならば、前の品種の１００分の1も癌を発達させないような別の品種のネズミを選び、低カロリーの餌を与えます。すると、あなたから渡された物質は目立たない程度の発癌率、そうですね、10匹か20匹に1匹ぐらいの割合を示すということになります。ですから、あなたはある動物を選び、その特定品種を使い、選択された餌を与えるなら、あ

＊1. 本書の著者たちとの対話。

なたが期待する結果を得られるのです」[*1]

毒物学では、どこを見るかを知る必要があるだけでなく、現場の検査のための手段も獲得しなければならない。ソローニュ地方にある軍需工場の汚染区域に呼ばれたアンリ・ペズラ[*2]は、土壌がトリクロロエチレンでひどく汚染されており、なんと水道水1リットル当たり45ミリグラムという厖大な量が含まれていると聞いて驚いた。さらにひどいのは、人々はこの溶剤が変質することで生じる物質にも無頓着であった。その物質中でもっとも危険なのは発癌性ガス、塩化ビニルである。ある工場での腎臓癌の流行について毒物テストを行うため、ペズラは国際がん研究機関（ＩＡＲＣ）に連絡した。ところが、そのようなテストを担当していたスタッフはもういないという答えがかえってきた。ＩＡＲＣにはもう毒物学者がいないのだ、と上記の返答を認めている。ＩＡＲＣの疫学部門の責任者パオロ・ボフェッタは、実際「科学審議会は、10年前から優先課題を別の点に定め、毒物学部門が放棄されているので、スタッフが定年退職するとポストの更新がされなかったのです……しかし、動物モデルでの基礎研究と分子毒物学が残っており、後者では、タバコ、アフラトキシンや職業リスクで曝露のあった細胞の影響を調べています」[*3]。

もし検査がますます実施されにくくなっているとすれば、その主な障害は専門分野の限界ではなく、割り当てる手段に起因しているようだ。研究者たち自身の告白によれば、毒物学はさまざまな毒物の製造者たちの邪魔にしかならない、という。しかし、そういう理由でこの学問は被害を被っているのだろうか？　たしかに、あらゆるやり方で研究チームが解体されようとしている。

＊2. 本書の著者たちとの対話。
＊3. 本書の著者たちとの対話。

定年退職したスタッフのポストを更新しないこと、有能な研究者をその専門から遠い研究グループに配属すること、割当て予算を別の研究テーマに流用すること、などである。

数年のうちに、毒物学は科学アカデミー自身が嘆くほど貧弱になってしまった。「国際会議でフランスの専門家はもういない」と、モーリス・ラバシュは話す。[*4] 社会問題監督総局の2003年の報告はこの点を明らかにしている。「保健行政の観点から、研究状況は危機的である。戦略の不在、研究チームの少なさ、お粗末な予算は、多くの不備を引き起こすに到っているが、こうした不備は国際文献でいつも補えるわけではない。また監視と警告を担ういくつかの制度の組織化が進むにつれて、組織内部である種の無関心が引き起こされている。(……)毒物学的リスクの重要な部分は知られないままになっているにもかかわらず、フランスでは大がかりな研究はなにひとつ取り組まれていない」。

疫学は人口の尺度で健康を研究する。疫学だけがヒトに生じた癌に注意を促すように、毒物学研究から得られたデータを補完することができるのである。そのためには、危険に「晒された」グループと、それほどではないグループ、病人と病人でない人々の比較をしなければならない。あるいはまた、長年にわたって一定の人口、「人口集団」を観察し、なぜ一定の人々に腫瘍が進行し、他の人々はそうでないのかを調べなければならない。ドールとヒルは、イギリスの医師たちを数十年のあいだ観察したことで、当時強く否定されていたタバコの肺癌への関与を明らかにした。癌のような病気は、議論の余地のない結果というのは稀である。なぜなら癌化のプロセスが長

＊4. 本書の著者たちとの対話。

いことと、もう一つは隔離された場所では生きていけないので、だれでも多数の発癌要因を抱えていて、調査の手がかりを狂わせてしまうからである。そのほか、疫学研究は、一般人口と、曝露を受けた人々の発癌率と、人口全体の「予期された」率を比較する。この「予期された」という恐ろしい表現は、目立たないが厳然としてあり、もはやだれも容赦しない病気を、どんな発言よりも雄弁に表現している。あらゆるタイプの曝露から完全に免れている理想的な基準グループを持つことができないので、いくつかの原因が考えられるようなときは、特定の要因だけに責任を負わせるのはむずかしい。さほど深刻ではない環境の諸要因が、その分だけ多くの人々に影響をあたえ、またそれらが通常の癌化をもたらす場合、こうした環境要因を考慮するのが困難なのと同じである。

製造業者たちは、規制を設ける前に彼らの製品の毒性を証明することを要求するが、これは有罪が証明できないかぎり無罪とされる刑法の原則をこうした物質に適用することになる。もしもエコシステム全体が汚染されていたら、一つの物質の責任性を切り離すことはできなくなる。ＰＣＢも例外ではない。もし疫学が一部の癌との関係を描きだすとしても、証拠を挙げるのは、つねにほとんど不可能なのだ。

数字は頑固だと言われる。だからと言って数字を好きなように解釈するのを妨げはしない。ある市民団体が村に病人が多数いる、と不安を訴えると、それに見合った比率に還元しなければならない。県レベルあるいは地方レベルで測定するという答えが返ってくる。そうすると、たいして意味のない比率と、地域の行き当たりばったりの変動にたどり着いたりする。こうしたやり方は、厳密な分析の必要性を疑うというわけではない。しかし方法論に執着すると、ときとして優先される問題の重要性を公衆衛生から引き離し、覆い隠してしまうようだ。

パリの郊外にあるヴァンセンヌ（の町）の幼稚園で、1995年から2001年の間に5歳未満の子供の癌が6件あった。この幼稚園は、1986年に閉鎖されたコダック社の工場があった荒地に建てられていた。この現象を調べるのに、このタイプの癌はふつう6歳未満の子供に見られるにもかかわらず、調査はこの幼稚園に通ったことのある2歳から15歳の子供たち全員が対象になった。それから、病気の数と「予想された」数が比較された。調査対象を「薄めた」にもかかわらず、ヴァンセンヌでは7倍もの癌が確認された。[*5] しかし、この7倍という大きな数値は事後に観察されたものなので、専門家たちはこれを偶発的なものとは確定できないと評価するだろう。そこで癌の多発は、疫学者たちが言う意味で、現実であるとはっきりと断言することはできない、ということになる。

フランス衛生監視庁（InVS）が発行した2002年の年次報告は「小児癌集計への不信」[*6]というタイトルになっている。「問題が提起されなければ、安全対策は必要とされないはずなのに、学校は閉鎖された。公的な説明によれば、「メディアのプレッシャーから子供たちを守るため」[*7]であった。癌の多発はつねに仮定としてのみ扱われたが、それでも例外的な調査手段とフラ

*5. *Analyse d'un agrégat de cas de cancers dans l'école Franklin Roosevelt de Vincennes*（ヴァンセンヌのフランクラン・ルーズヴェルト学校の癌の事例における集計の分析）疫学調査最終報告の総括。Inserm-InVS（2002）6月

*6. 傍線は本書著者たちによる。

*7. InVS 年報（2002）

ンスの最高レベルの疫学者数人が動員された。彼らの研究と並行して環境調査が行なわれた。この調査では、ヴァンセンヌのこの区域で発症した癌を説明できる要素はまったく発見されなかった。しかし、フランクラン共同警戒グループ[*8]が実施した再検査は気がかりな問題を提起している。毒性の伝達がはっきりしているのは午前中だというのに、なぜ30リットルも排水をした後で飲料水の分析をするのだろうか？　なぜリスクの詳細調査で、敏感な区域を部分的に無視したのだろうか？　地下のある場所では塩化ビニルが空気中に存在する証拠があったのに、なぜそれを無視したのか、なぜいまだに区域ごとの「平均」を比較するのだろうか。そしてなによりも、コダック社に環境調査を依頼するということは、調査者に必要な独立性という教訓を踏まえてのことなのだろうか？

２００３年12月３日、ＩｎＶＳの科学の日というイベントが開かれた際、保健総局の局長ウィリアム・ダブは、ヴァンセンヌで「重要」な作業が実施されたことを賞賛した上で、「クラスターの分析は改良されなければならない」と簡単に付け加えた。幼稚園は２００４年はじめに再開した。

最大のリスクと最小のリスクを混ぜることは珍しくない。これをヴィエルは「暗騒音の増大」と呼ぶ。手順の一つは、汚染された川の汚染率を測るのに、その川が他の水流と混じるときだけ測定することだ。「飲料水の中の硝酸塩が法定限度を越える場合、硝酸塩の量を制限したり、ま

＊8. http://vigilancefranklin.ifrance.com（このサイトは今日存在しないが、以下のサイトで関連情報が得られる）
http://collectifvigilancefranklin.blogspot.fr/2011/01/site-kodak-vincennes-campagne-de.html

たはヒトが飲めるように水を脱硝するよりは、異なる二つの導水網の水を混ぜ合わせる方法をとる」と、ジャン＝フランソワ・ヴィエルは書いている。したがって、ここでは文字どおり希釈が行われているのだ。

ここで、この手法の一例として、都市圏の上を通って離陸する飛行機の騒音測定を担当する「専門家たち」がとる方法を付け加えておこう。彼らは飛行機一機が離陸するときと、離陸しないとき（！）の平均を算定するのだ。ほとんどの場合、補充調査が求められ、さらに何らかの決定が下される前になると、別の調査が要求される。「疫学研究の統計方法論の改善」、「早死の概念の明確化」、「見直しに入るために研究結果を待つ」といった口実で、決定を遅らせたり、あるいは永久に決定を出させないためであり、時間稼ぎをするためなのだ。

原子力発電所における労働が健康に与える影響について質問や期待に答えるため、国際がん研究機関（ＩＡＲＣ）は現状を明らかにするべく大規模な疫学調査を行なった。この調査の対象となるサンプルは50万人と、たしかに大規模なものであった。これ以上真剣に、徹底的になりうるだろうか。統計計算に必要な威力をこれ以上確保し、それが要求する手段をこれ以上集めることなどできるだろうか。調査の発表の効果は想像できる。つまり、このような堂々たる研究は、あまりに堂々としていて、異論の余地もなくなり、反対意見も出なくなるほどに、論争に終止符を打つことである。しかし、この国際的な調査において、フランスのサンプルは50人未満の会社を除外しなかっただろうか。こうした会社が通常もっとも危険に晒された労働者を雇うのではないのか？

フランス電力公社（ＥＤＦ）の「保全において重要」と言われる職務は、いちばん危険な作業は下請けに出される。しかしこの危険な作業の部分は、規約上きちんと保護されている正規社員と同じ資格で統合され、研究対象である危険な職場での問題のあるケースを調査全体のなかに都合よくぼかすことになってしまう。他にやり方はないのだろうか？　この調査の結論の中には、疫学者たちによく知られる、エラーの原因になるこれらの狡猾な手段が多かったことは記入されるのだろうか。最終的に調査結果が「安心できるもの」としたら、その結果は国のエネルギー選択についての必要な話し合いで信じるに足る論拠となるのだろうか？

疫学者が問われた質問に答えるのにデータが不在だったとしても、それは疫学者の責任ではない。しかし有効な発言をするために、良い要素をいつも持ち合わせているのではないとしたら、あるいは疫学の分野の限界にぶつかるとしたら、疫学者はそのことを知らせるべきなのではなかろうか。結果がないということはリスクがないということではなく、多くの場合そのリスクを明確にすることが不可能なのだ、と強調して説明するべきではないだろうか。この点をきちんと調整しておかないと、結論が対立する報告がいくつか重なるときなど、「複雑な問題だから意見が分かれている。《科学者の集団》が状況を把握しているのだから我々無知な素人は口出しすべきではないだろう」と、多くの人々に信じさせてしまうことになる。

研究の規定も、作業者の主観や結果の争点に合わせようとする。たとえば、癌の死亡率のようなあまり目立たない指数を選んだり、観察すべきリスクを希釈することもつねに可能である。年齢について、標準化された率を自動的に使うこともコメントする価値がある。標準人口、すなわち「典型的な人口」の構成を参考にすることは、比較を可能にする。これを参考にしなければ比較はなんら意味がなく、たとえばフランスとブルキナファソの癌の死亡率を比較するのは馬鹿げている。年齢について調整することで[*9]、ずっと簡単に分布を見きわめることができ、癌に密接に結びついているこの要因（年齢要素）から開放される。しかし、年齢について曖昧にすると、発癌物質に晒されていた時間のように、そこに密接に関係するすべてのものが使えなくなる。

全国データについて標準化された率だけに頼ると、フランスの人口が同じであったならば、癌の死亡率は20年間に0・4％減少していた、と言うことができる。ところが、これまで見てきたように、死亡率は20％増加しているのである。標準化された率は、あたかも人口が老化しなかった「かのように」し、あたかも年齢が独立した要因である「かのように」してしまう。当然ながら、そのような事実はないのに、である。それならば、なぜ同じ喫煙者の割合で、同じ肥満者、同じ移民の割合で、ずっと少ない太陽曝露という標準化を用いて計算しないのだろうか。標準化された率にだまされてはならない。病気を検討する上で、この標準化された率こそが真の負担も、要因のインパクトも考慮しないのだが、こうした要因は偶然の所産ではないのだ。

交代していく政府は、右であれ左であれ、科学アカデミーと医学アカデミーという威厳ある組織の見解に頼ることができる。この二つの機関は、だいたい「進歩」と呼ぶものすべてを全般的

＊9. そのため、世界の人口のうち、ある決められた日時の国の人口を基準人口として選ぶ…。
＊10. *OGM et santé*（ＧＭＯと健康）医学アカデミー会議（2002）11月26日

な形で支持する。こうして医学アカデミーは、ＧＭＯ（遺伝子組み換え作物）について「完全な分類とトレーサビリティを要求することは、商業の破壊的な結果を生むことになりかねない」[*10]と発表した。さらに、予防原則が「政治決断にとって危険なプレッシャー」、「科学的アプローチと技術革新への障害」、「裏工作への開かれたドア」になるなどと評価しているのだ。[*11]

アカデミーがくり返し言及する関心事とは、とりわけフランスが世界競争における「遅れ」を取り戻すことである。彼らの主な使命は、私たちを不安にしているものが国家的競争に影を落としてはならない、とくり返し主張することであるように見える。もっとも複雑な問題は最大の単純さで扱われた。１９９６年、アカデミーの会員たちはアスベストの危険を過小評価する報告を全員一致で採択したのだ。[*12]彼らは、公衆衛生はだれにも、保健行政を代表すると考えられる人々にすら守られない、というフランスの伝統を継承していくようだ。

パスツール研究所は、アメリカのアボット社のテストの件で同社との競争に直面していたが、１９８５年、厚生省はパスツール研究所を守るため、先頭に立って企業家たちを弁護した。この件について、「検診はつねに衛生上の緊急事ではなく、産業的な争点として見られている」とアキリノ・モレルが書いている。こうしてフランスは、輸血による汚染でヨーロッパの他の国々の６倍もの被害が発生した。[*13]感染血液事件から15年後、保健行政の決定を明らかにするのを使命とする上層部は、いまだにその権限にも使命にも属さない論議を持ち出している。

狂牛病について、チュビアナ教授は《教育と生活[*14]》のなかで、「生物学では、草食動物が動物

＊11. 医学アカデミー（2003）２月11日、№187
＊12. *Bulletin de l'Académie nationale de médecine*（国立医学アカデミー会報）（1996）４月30日、180巻、№4-16、23
＊13. 輸血後のエイズの件数は、欧州共同体12カ国総計が1664件であったが、フランスだけで1498件あった。A. Morelle, *La Défaite de la santé publique*（保健行政の敗北）Flammarion（1996）
＊14. Odile Jacob（1999）

性プロテインを摂取すること、あるいは肉食動物による植物性プロテインの摂取に禁忌を示すものは何ひとつない」と書いている。結論として、「非合理的な怖れを煽らないように気をつけなければならない。なぜなら、こうした怖れは産業汚染と同じように危険か、あるいはもっと危険だからだ」[*15]

こうした例は、別の多くの例と同じように、公的な資料が客観的でも中立的でもないことを想起させる。これらの資料は、あるイデオロギーまたはあるタイプの社会をしばしば擁護し、科学的データによる粉飾は、その著者たちが偏見を持っていることを否定しない。だれ一人として、ものごとを解釈するのに自分の視座から免れることはできないわけで、完璧な客観性を声高に断言する者たちは、おそらく彼ら自身の権威主義的な傾向をもっとも露わにしている人々であろう。それに、こうした立場は、それが議論の余地はないと思わせるときに限って、とんでもないものになる。

この250年、世界を見る見かたが少なくとも二つ対立している。一方では個人しか考慮に入れず、征服においても失敗においても、その危険なふるまいと「遺伝的感受性」があれば、本人に起きることはその個人だけに責任があるとする。その救済手段は、個人を教育し、彼らのよくない行動を矯正し、ときにはその欠陥を修繕することである。病気はこうして内在的な現象となり、極度な孤独を意味する。もう一方は、個々の人々は彼らを超越するひとつの環境に属する。その環境は文化的、社会的または環境的な大部分を限定するもので、解決策は総括的なものでし

*15. M.Tubiana, *La Lumière dans l'ombre. Le Cancer hier et demain*（影のなかの光　昨日の癌、明日の癌）Odile Jacob。

かあり得ない。飲酒癖がおそらくは生活の選択ではないことや、タバコ、アルコール、悪い食習慣などが、たいていの場合社会的に定まっているといったことを見たくないなら、社会のさまざまな現象にほとんど関心を払うべきではないだろう。こうしたことを認識するのに、アルコール中毒、ニコチン中毒、あるいは肥満の分布を社会層ごとに観察すれば充分なのだ。

したがって、個人個人を改めたい人々と、社会に問いかけたい人々とがいるわけで、たったひとつの遺伝子のなかに没頭しようとする人々と、万人の文明をざっと検討しようと試みる人々がいる、ということだ。その二者択一は論争を引き起こしうる。しかし、癌は環境の病気である、あるいは文明の病気である、と今日ふたたび言い切ることは、立派に政治的な立場である。

自分の生活様式に執着し、開きなおる人々について、いくつも例が挙げられる。彼らは、エラー、損害、あるいは予想外の事件を前にして、適切な措置が効率性または迅速性に欠けていたとしても、そういうシステムは基本的に良いものだ、と考えたがる。問題の重要性とその脅威に直面して、国はそれを認識していること、多大な努力が払われていることを必ず主張する。そうする第一の目的は、危険を過小評価して国民を安心させることと、その行動がよく見えるように示すことである。ごくひどい怠慢なケースでさえも、こうした姿勢を一度としてとらなかったことはない。もし科学がすべてに答えを持っていないなら、そして各分野にそれぞれの限界があると認めるならば、見ないで済むためのいちばん効果的な戦略は、きちんと見ないということになる。

癌の原因を明らかにするのはむずかしい。現状維持を支持する人々は、時間をかせぐためか、またはリスクを否定するために、決まってこの不確実さやこの時間的長さを利用する。反駁できない証拠がいくつも示されたにもかかわらず、アスベストを禁止するまでにフランスで30年以上もかかったということは、もっと強大な企業が製造する疑わしい物質を撤廃させるためには、いったいどのくらいの時間がかかるのだろう。行動するために「科学的な証拠」を待つこと、あるいは、それを要求することは責任ある厳粛な姿勢であるように見える。ところが、それは時として弱さか計算を隠すための仮面でしかないのだ。

異端であることの危険

癌、遺伝子学、原子力、科学全般といったテーマに関する発言は、イデオロギー的な判断から決して離れてはいない。体制、アカデミー、大学、知識人、メディアなどの代弁者たちが書く型どおりの大衆化のための書物を読んでみればすぐに分かることだ。公的な説に異議を差しはさむ人々はたいてい疎外されるか、科学的でない表現を用いる、と非難されるか、時によっては「新興宗教の信者」などと、悪魔のように扱われたりする。しかし、もし彼らが正しかったとしたら、明白な事実は誰からも認められることになるのではないだろうか。おおかたの科学者が心配していないようだという理由で、異議を差しはさむ人々の分析を疑ってかかるべきだろうか。彼らが下す結論を不信の目でみるべきだろうか。

このあたりをよく把握するために、以下の点を想起するのは無駄ではないだろう。つまり、世界のたいていの国々でもそうだが、フランスでは、右でも左でも、民主主義であってもそうでなくても、行政官庁はふつう国民を慌てさせない、責任の所在を曖昧にする、あるいは産業利益を保護するといったことに必死になる。だからこそ政策、経済、社会の平穏を乱さないように、警鐘を鳴らす人や識者はだれであれ退けられなくてはならなくなる。

チェルノブイリ事故のあと、核の分野では、真実を言うのは嘘をついたり沈黙するよりも危険である。ユーリ・バンダジェフスキー教授は自らを犠牲にしてそのことを学んだ。彼は33歳の若さで、チェルノブイリの事故で汚染された区域にあるゴメリの医科大学の学長になった。この大学は放射性核種、特にセシウム１３７の内部被曝の身体への影響に関する研究で名を知られるセンターとなった。彼はプレッシャーの対象となったけれども、脅しに屈することなく、キログラムあたり50ベクレルを越えると、いかに子供たちが突然死も引き起こしうる心臓障害を示すか、いかにしてセシウム１３７が甲状腺、心臓、膵臓、胎盤に集中して白血病や癌に至らしめるかを記した。

いま、これらのデータはどこにも見当たらない。というのは、ロビーと国家が発表をすべて抑えているからである。バンダジェフスキー教授は、研究結果を公表しないよう何度も強く勧告された。その影響が住民を不安に陥れるからというのが当局の言い分であった。しかし教授は医師の義務をまっとうし、真実を暴露した。教授にとって悪い結果となった。１９９８年に科学研究所に当てられた１１７０億ルーブルのうち11億ルーブルだけが使用され、残りは浪費されたと公表するという二つ目の「過ち」を犯しただけに、なおさらである。彼の結論が「専門家たち」のそれとは逆に、汚染された地域への再入植を進める公的政策の妨げになっているところに、彼はメディアを通して、「大人でも子供でも、放射性核種が生体へ侵入するのを避ける措置をとらなければ、今後数世代のうちに住民全体が消滅する危険がある」と、くり返し述べたのだ。

１９９８年7月13日、彼は自宅で逮捕された。当局は、根拠のない理由に基づいて汚職容疑で教授を起訴し、軍事法廷は２００１年6月、彼を8年の刑に処した。軍事訴訟であるため、彼には控訴が許されていない。医学的な理由で彼はある病院に運ばれ、ベッドで手錠をかけられている。研究所に任命された新しい所長は、明らかにバンダジェフスキー教授の作業は満足のいくものではなく「もっと総合的な」アプローチをすべきであった、と判断した。バンダジェフスキー教授は、憂慮すべき健康状態のままずっと拘禁されている（訳注：教授は刑期途中の２００５年8月に釈放された後、真実を伝えるために活動を再開。ヨーロッパだけでなく、福島原発事故以後、日本でも各地で講演をおこなっている）。

この例は、専制的な伝統を持つ国のありふれた弾圧を物語っているのだろう。民主国家では、これほどひどい裁判の真似ごとを無傷におこなうことは不可能である。しかし民主国家であっても、邪魔者の口を封じたり、信用を失わせるための手段には事欠かないのだ。

ヴィエル教授によるラ・アーグの再処理工場周辺の癌についての疫病調査についてはすでに言及した。教授の被ったいやがらせや拒絶、侮辱は数多く、意味深いもので、そうしたことを彼は「被曝した公衆衛生」と呼び、示唆に富む著作のテーマにしている。腫瘍学地方委員会は「バス・ノルマンディ地方の腫瘍学の小さな世界」の言い逃れをつづけ、同地方カルヴァドス県に存在する腫瘍に関する総合記録データを教授に見せなかった。教授がしたように、海岸に来ることと貝を食べることがラ・アーグ周辺の子供たちに見られる白血病のリスク増大と関連がある、と明らかにすることは、コジェマ社（今日のアレヴァ社）、国立放射性廃棄物管理庁、フランス原子力庁、フランス放射線防護委員会、フランス電力公社と原子力を選び、これらの組織を創設した国家そのものにとって迷惑以外のなにものでもない。

同じように困惑したのは市町村、県、地方などの地方公共団体である。その予算の63％が原子力産業の事業税で賄われているのだ。さらに、観光産業、農業にたずさわる人々、カキ養殖業者、漁師、ホテル経営者なども迷惑をこうむるのだ。

１９９７年１月の英国医療ジャーナル[*1]に発表されたヴィエル教授の調査結果はメディアで大騒ぎされ、少なくとも問題を公に提議するのを可能にしたが、他の研究者たちの反抗も引き起こした。国立保健・医療研究所（ＩＮＳＥＲＭ）の疫学者二人は大メディアにファックスを送り、ヴィエル教授の結論に異議を唱えた。ファックスを送付したのは、発表の翌日ではなく前日であった。教授の研究がなにも証明するものではなく、誤りが多いことを警告するためである。またそ

＊1. *Case-control study of leukaemia among young people near La Hague nuclear-waste reprocessing plant : the environmental hypothesis revisited* British Medical Journal（1997）314巻

れを発表する新聞の信用も失わせるためだ。その新聞は「科学的に疑わしい」記事を受け入れたと非難された。科学的結果は議論を引き起こすのが普通であり、それが望ましくもある。しかし、そのためには公表を無視しないこと、さらに著者とコンタクトをとるなど、気を使うのが礼儀というものだ。同じころ、大潮があったとき、エコロジストの団体グリーンピースは直接海に廃棄物を流すラ・アーグの再処理工場コジェマ（現アレヴァ）の配管を撮影した。その出口で高い放射能が測定された。カメラのケーブルは「偶発的に」切断された。「情報の歪曲」を極力さまたげるために、グリーンピースの計測器は押収され、潜水夫たちは逮捕された。

J＝F・ヴィエルの誠実さを疑問視する声が、テレビ、新聞、雑誌でほのめかされた。辛辣きわまりない攻撃が増えた。シャルパク教授は、ヴィエルの研究は「純粋な詐欺だ[*2]」とレスト・レピュブリカン紙のジャーナリストに語り、ある地方医師がヴィエル教授を誹謗する記事が掲載された。ヴィエル教授は、まず反原子力運動の活動家（ヒトは自分が探すものだけ見つけるということだ）ではないかと疑われ、次にナルシスト（ジャーナリストに答えているではないか）と言われ、反フランス的（イギリスの新聞に発表した）と疑われた。彼は「無責任」「ほとんど信用がおけない」さらには「エコロジスト」と見なされた。魚の値段が下がったのは彼のせい、レストランの客の入りが減ったのも彼のせいにされた。現地の議員は、ヴィエル教授とグリーンピースに対して「情報操作」を理由に訴えることを検討さえしたのだ。

当時、環境大臣であったコリーヌ・ルパージュは、国立保健・医療研究所（ＩＮＳＥＲＭ）に

*2. その後、彼はこの発言をしたことを否認する。ジャーナリストは録音記録を持っていると主張。J.-F.Viel　前掲文献、162 ページ

調査を任せては、という提案があったが、それを拒んだ。ＩＮＳＥＲＭの一部の研究者が中立性を欠くと思えたためである。厚生省は、電離放射線局（ＯＰＲＩ）が嫌う防止・予防策委員会の設置を拒否した。最終的にコリーヌ・ルパージュは科学委員会を構成し、シャルル・スーロー教授が率いる新しい調査団を任命したが、教授は辞任してしまう。調査はアルフレド・スピラ教授に任されることになった。この教授はもう少し穏やかな結論に達して論争は鎮静した。

Ｊ＝Ｆ・ヴィエルに向けられた激しい批判については、ヴィエル教授の主張を反証すべき再調査では、基本的に結果が過剰解釈されたためとされた。「環境の放射線被曝の原因となる役割を有力視する、説得力ある〈一部の〉論拠を海岸での娯楽活動から」[*3]言及したことが非難の対象とされた。例の「因果関係」を方法論の基準リストをすべて満たさないまま持ち出すのは不敬だ、というわけであった。

スピラによれば、それがＩＮＳＥＲＭの研究者たちのヴィエルの結論に対する激しい抗議を説明するものだと言う。罹患率の調査は、スピラのチームによって１９９７年12月までつづけられ、０歳から24歳の若年層には白血病の新しいケースはこの地方で見られなかった。しかし、「この結果は白血病の発症頻度が多くなっている事実と両立しないものではない」と、慎重に結論された。だが、多くの人々にとって、証拠がなければ問題はないと都合良く思えただろう。幸いこの病気は稀なので[*4]、１～２件のケースが発見されないというだけでまったく異なる結論が可能になり、ボーモン＝ラ・アーグの再処理工場の廃棄問題について、またはより一般的な国のエネル

＊3. J.-F.Viel　前掲文献、84 ページ
＊4. 零歳から 24 歳までの白血病の罹患率（新しい症例数）は住民 10 万人に対し年 3 人で、この地方の人口のうち零歳から 24 歳までの人口は 58,000 人である。A.Spira, O.Boutou　前掲文献

ギー選択についての討議再開を正当化するには充分なのだ。ノール・コタンタン地方の人口移動の規模（「大工事[*5]」があった頃には年1万人に達することがあった）について知ると、最終的に現状維持を優先させた論拠の脆さがよりよくはかれるというものだ。

春になって、ようやく環境大臣はヴィエル教授にその支援を保証し、彼の同僚たちは連帯を示し、陳謝の意を表した。議員たちは、行政の沈黙に対して怒りや混乱を示すようになった。ここで明らかなのは、これほど多くの人々を混乱させる研究結果を発表するには、研究者には勇気と決意が必要だということだ。コリーヌ・ルパージュもこのことを次のように認めている。「ある客観的な情報を明らかにしようとするには、道徳的に強くなければならない。たとえ原子力のロビーと戦うことになるとしても」。

エディンバラの王室ソサエティのメンバーであるアルパド・プズタイ博士は、農化学分野で別の不運に見舞われた。プズタイ博士は、主に公的資金で運営されるアバディーン（スコットランド）のロクセット研究所で働いていた。殺虫プロテインの専門研究者としての真面目さ、40年の経験、とりわけ本人が語るように、GMOの安全性についての信念から、どんな騒動もありえそうになかった。自分のチーム18人の研究者と一緒に、彼は遺伝子組み換え食品の安全性を評価することを承諾した。本人も非常に驚いたことに、10日間遺伝子組み換えのジャガイモを与えられた若いネズミは、10日目から免疫システムが低下し、消化管の細胞が増殖し、膵臓、腸、前立

＊5. A.Spira, O.Boutou。前掲文献。

腺、睾丸の過剰興奮が見られた。１９９８年8月10日、はじめはこの宣伝を喜んだ研究所の合意を得て、博士はこの問題についてテレビの短いインタビューに二度答え、そこで「市民をモルモットに使うのはきわめて卑劣だと思う」と述べた。この二つのインタビューは世論に大きな反響を呼んだ。チャールズ皇太子はＧＭＯに反対であると公式に表明した。

二日後、ロクセット研究所は「根拠のない研究の不適切な解釈」に遺憾の意を示して、博士を解雇した。研究所の所長は博士が結果を偽造したと公的に攻撃した。チームは解散され、その研究記録は押収され、コンピューターはロックされた。プズタイ報告は最終的に英医学誌ランセットに発表され、24か国にわたる科学分野で署名運動が行なわれた。研究所が会計監査されたのち、所長は統計上の不足だけを残して博士に対する批判を取り下げた。プズタイ博士は信用を全面的に回復した。彼はその研究について、イギリス議会の科学技術委員会で事情を聴取された。彼はロクセット研究所がモンサント社と15万ポンドの契約を交わしていたことを明らかにした。これまで平穏であったこの研究者は、「実際に起こったことと、巨大ビジネスによる科学の売春についての私の見解は……」と私たちに書いてきたように、それ以来、学生たちに説明するのである。

化学エンジニアであるアンドレ・シコレラは、１９７１年以来、全国労働災害・職業病予防研究所（ＩＮＲＳ）の研究者で、衛生リスクの専門家である。彼はグリコールエーテルの毒性を研究していた。これらの溶剤はとても頻繁に使われており、ニス、研磨剤、じゅうたん洗浄液、水性ペンキ、一部の薬品、多くの化粧品、日用品に含まれている。それらが生殖に影響を与え、先天性の奇形あるいは神経障害を引き起こすと疑われているほかに、発癌性もあるらしく、とりわけ睾丸の癌が考えられる。グリコールエーテルの影響について国際研究プログラムを開発しながら、アンドレ・シコレラは、1994年、彼自身の表現によると、「警告の発信者」になった。それは特に彼がグリコールエーテルの危険について、ナンシー市で国際シンポジウムを開催しようとしていたためである。このシンポジウムの少し前に、研究所の上司との関係が悪化した。シコレラは解雇され、シンポジウムは延期された。その後、シンポジウム開催は維持されたが、シコレラへのアクセスは禁止された。同僚たちは研究所本部の前でさるぐつわを噛んで抗議の意思を表明した。

急速審理を申し立てられたナンシー裁判所は、アンドレ・シコレラのシンポジウム出席を許可した。それでも最終的にＩＮＲＳは彼を解雇した。挙げられた理由は「労働法典に関する理由」と「不服従」である。研究を続行することになったＩＮＳＥＲＭは、1997年、グリコールエーテルに関連した先天性奇形のリスクを確認した。この裁判があった後に初めて出された1997年8月の行政命令は、家庭用製品について4種のグリコールエーテルの使用を制限した。

1998年6月17日、ナンシー控訴院はＩＮＲＳが「確かな理由なしに」解雇をしたとして契約断絶の補償を求める有罪判決を下し、「ＩＮＲＳは裁判請求者に対して研究者の資格を否認する根拠がない」ことを明言し、「保健衛生の仕事に携わる人々に認められる職務上の独立の尊

＊6. Igas 報告、№1999062。前掲文献。

重」[*6]を強調した。破毀院は２０００年10月11日の判決で、控訴院の原判決を維持した。アンドレ・シコレラは国立産業環境危機研究所（ＩＮＥＲＩＳ）でグリコールエーテルの研究をつづけている。彼は科学討論に市民社会の存在を拡大させ、警告の発信者たちの自由な表現を監視するため、科学・市民財団を設立した。

１９９６年8月、労働医エレン・アムベルノンは、フランス電力公社・フランスガス公社（ＥＤＦ・ＧＤＦ）の労働医学総務部から「不服従」を理由に解雇された。彼女が働いていた疫学課は、ＥＤＦ・ＧＤＦの労働者の健康について、その仕事の特性と身体への害の関係を研究するのが任務であった。取り上げられたテーマのうち、職業要因の発癌物質や、アスベスト、電磁場、原子力発電所における下請け利用の影響などは微妙なテーマである。

90年代の初め、ＥＤＦの労働医学部門は厳しいリストラを経験している。その内容は「主任医師と連携した監察官」によって求められる「整合性の枠組み」「コミュニケーション関連部局との連携」「総本部の方針」が重要である、とする内部通達が物語っている。以来、内部発行物、プロジェクトまたはメッセージの内容は、主任医師、混成の監査官および「実施グループ」の監督の下に規定どおりの手順に従うことになった。

総本部の目が光る１９９６年1月の公的な会議の際、ＥＤＦ労働医学総務部の主任医師は、エレン・アムベルノンの仕事についてその不快感を隠さなかった。彼によれば、疫学課は「総務部の政策とそれが期待すること」に応えていないという。疫学課の順調な再編に障害となるエレン・アムベルノンが進行中の調査を中断することも、部を変わることも、また医療秘密を尊重し、労働医の任務を全うするために、課の責任者に書類を渡すことも拒否したのは、こうした状況においてである。医師会諮問委員会も、国立情報処理・自由委員会も、これらの研究作業が中断されるべきだとは判断しなかった。いやがらせとともにプレッシャーは強くなっていった。彼女の郵便物は開封され、スタッフは彼女に話しかけることを禁止され、科学シンポジウムへの彼女の参加が拒否されるなどした。ついには、執行吏が進行中の調査の個人名の入ったファイルを押収しようと試み、最終的にＥＤＦはデータを供託に付してしまった。[*7]

１９９７年７月３日、パリの控訴院は、エレン・アムベルノンの復職をすでに命令していた労働裁判所の二つの仮処分命令を維持した。判決は「ＥＤＦ・ＧＤＦは、アムベルノン博士に対して、《労働医》という資格を考慮することなく、労働医の職務の履行を不当に拒否しており」「労働医の職務の正常な履行との関係でとられた措置であるアムベルノン夫人の解雇は、法手続きを無視しており無効である」というものであった。復職、および私的事物、職業上の事物の返還、損害賠償の支払いが命じられた。[*8] エレン・アムベルノンは今日、フランス衛生監視庁の健康・労働部門の責任者として仕事をつづけている。

ここで問題なのは、研究者の自由が本当に侵害されるということである。しかし、もっと目立

*7. D.Huez et A.Carré, *Des experts qui dérangent : les médecins du travail*（不都合な専門家：労働医）。B.Cassou M.Schiff, *Qui décide de notre santé, le Citoyen face aux experts*（だれが我々の健康を決めるのか。専門家に直面する市民）》Syros（1998）
*8. 1997 年 7 月 3 日のパリ控訴院の判決。18 室、C 部

たない形で、公式発言と異なるか反対の事柄をあえて述べる人々は、キャリア上の妨害、のけ者扱い、いやがらせなどを日常的に被らなければならない。そのため、彼らの多くは少しばかりの平穏を得るために論争を放棄せざるを得ないほどだ。フランスでは、癌について医療の進歩の限界を認める記事を発表する腫瘍学者は、上司から呼び出されて「君はポストが得られないだろう」と言い渡されることになる。

教会は、教会法にかなった発言、破門、教会分離、冒涜的表現、異端といった仕組みを備えていたが、科学があまりにも安易にその仕組みを受け継いでいるとはなんとも不思議なことだ。少なくともガリレオ以来、教理から離れる人々は敵を覚悟しなければならない。寺院の番人の態度から、科学が真理の所持者などではなく、これまで一時的な真実しか提供してこなかったことを忘れてはならないのだ。ＤＤＴの発明者は１９４８年にノーベル賞を受けていたが、このＤＤＴは30年前に禁止されたのである。

結論

病んだヨーロッパは、自分のいちばん親しい敵に対して傾注する努力に酔いしれているかのようだ。病院をまるで宮殿であるかのように賛美し、チャンピオンになった研究者たちを誇りに思い、薬をまるで「紋章」であるかのように守る。この社会は、癌を産む社会ですらない。癌が好きなのだ。社会のシステムの中に悪性腫瘍をプログラムとして組み込む。それに手をかければかけるほど、心地よく感じるのだ。それがどれほど高くついたとしても、この社会は石油、殺虫剤、農薬、携帯電話などを好みつづけるのだ。

熱心に努力が払われるおかげで、癌から犠牲者をいくらか解放すると、毎年数千人の新しい病人が、ミノタウレスに捧げられる処女たちのように、人身御供として差し出される。昨日死んだかもしれない人、今日生き延びる人々……いったいどれだけの人々が癌という支配に苦しまなければならないのだろうか。この状況確認を終えるにあたって、私たち自身が真の問題の一部であって、私たち自身が解決策であるという認識がない限り、癌が後退しうる、という確信を持つのはむずかしい。

ある災厄が文明規模で拡大するとき、きわめて神聖とされる「個人のふるまい」に対してどれほどの意味を与えるべきなのだろうか。集団のリスクが増大するにつれて、食事のアドバイスを尊重すること、フィットネスクラブや健康に関連した類いのサロンやクラブに通うこと、あるいは奇跡の新薬に期待をかけることは、呼吸する空気までが有害になっている世界では、非常識へと向かっているにすぎない。映画『ブレードランナー』や『ソイレント・グリーン』に登場する人物の一人がハルマゲドン的な背景のなかで有機の果物をかじるというのは、フィクションにしかあり得ないのだ。

たしかに、私たちが断念したものの要約がそこに描かれ、描かれたイメージにはきちんとした整合性があるし、それはまた個人の態度が物事の流れを変えられるだろう、という姿勢でもある。しかし癌に対する戦いには、化粧の手入れ以上のものが必要であろう。この戦いが私たちの手に余るように見えるか、すでに負けて見えるにしたがい、挫折または絶望のきざしが現れはじめる。それと平行して、内にこもってしまいたいという誘惑がある。しかし、怖れはタチの悪いアドバイザーである。小児科医モーリス・ティトランは、ルーベィ市の家庭に蔓延していたアルコールのひどい状況に取り組んだとき、だれも彼が成功するとは想像しなかった。今日、彼のチームは野心的で地味なスローガンを適用したモデルとなっている。「決してひとつの問題があるのではなく、たくさんの問題が存在するのであって、それに直面して解決策もまたたくさんあり、ひとりひとりがその解決策の一端を担っている……だからこそ、生きること、考えることが可能になるのだ」

癌対策計画は、専門家と一般の人々に「治療する、治療される」という非常に型通りな役割を呼びかける。たしかに、物語ることは習慣的に存在しないし、アレルギーの急増、自殺、癌などについて、看護人に語ってくれとは頼みはしない。ましてや、社会が強力な毒を生産するのは健全ではない、と指摘してくれなどと頼みもしない。しかし、真実を語ることに、観察される病んだ集団が提起する問題について沈黙していないことに、どれほどの悪、どれほどの危険があるのだろうか。

語るためには、医学部で教えられる「リスク要因」と「不適切なふるまい」を混同するドグマから離れなければならない。このドグマは当然ながら「選ばれた」リスク、「個々人の状況にマッチした健康保険」を肯定することになる。肺癌にかかった人は、タバコを吸ったかと必ず聞かれるのだが、労働者や理容・美容院で働く人々は、おそらく彼らの膀胱癌と溶剤や染料の長期使用との間に関係があるとは想像もしない。しかし、その関係は、訊かれないから答えないというだけのことなのだ。問いを発することから始めようではないか。トゥールーズ市の神経外科医ジャック・リショーは、「健康関連の仕事をしているプロたちは、明晰さ、透明性、責任という態度しかとれないが、すでにそれだけでも相当に重要である。彼らはデータを集める者という有利な場所を占めているのであり、警告を発することに参加できるのだ」

この議論は、しばしば専門家たちになし崩しにされてしまうのだが、この議論こそが市民社会全体を貫くべきなのだ。同じ疑問をもっている教員、研究者、哲学者、科学者、市民は各々が答えの要素を持っているのだ。癌患者80万人、彼らの家族、彼らと親しい人々を考慮しなくとも、である。私たちの庭の状態、大げさな包装、洗剤の意味、あるいは「適切な簡潔さ」というアイデアの推進などを検討しなおすことは、製品やトリートメントを追いかけるよりずっと解放的になりうる。レンヌ市は水の汚染に対処するために、「除草剤ゼロ」作戦を開始した。もう子供たちは、除草剤グリフォセートが飽和状態にあるような場所では遊ばないが、作戦の1年後すでに1万4000ユーロの節約になり、除草剤グリフォセートの地下水への浸透は、リットルあたり180マイクログラムから1・1マイクログラムに激減した。[*1] 型どおりの行動から離れて行動できるのはどんな議員なのだろうか。それを要求するのはどんな選挙民なのだろうか。

集団的な拒否からうまく抜け出すために緊急にとるべき措置は、癌の本当の記録を組織的にまとめることである。そうするのは、私たちの位置を明確に知るためであり、うわさや不安に左右されずに、正確に計測された事実に基づいて議論するためである。フランスには、脳腫瘍または甲状腺癌について、組織学タイプまたはその局在性を区別しうる完全なデータがいまだにない。我々の隣人が結核の再来または小児癌の進行を観察しているとき、フランスではデータの曲線は平らであった。これは衛生上の優越性を語っているのではなく、フランスの監視システムの欠陥を意味している。しばしば研究者たちは、野心もなく積み上げられただけの、生気のない記録しか自由にならない。記録というものは、経験に基づいて正しく問われない質問には決して答えてくれないのだ。年齢、職業経歴、生活習慣、腫瘍のタイプについてのデータを含めて収集したも

*1. E.Chesnais, *Opération zéro désherbant*（除草剤ゼロ作戦）*Que choisir*（2003）9月407号。

のだけが仮定を立てられ、情報を突き合わせられ、地図を作成でき、ときには、なぜ、どこで、いかに、なども正しく理解できるのだ。それがなければ、病気を減らすための行動をとるのはむずかしいだろう。

もうひとつなくてはならない措置の一つは、明らかに大半の発癌物質を減らすか消滅させることからなり、また殺虫剤の使用、汚染物質の拡散、無用なレントゲン撮影の増大など、汚染と呼びうるすべてを制限することである。それは、リスクから守るために適用すべき予防原則ですらない。すでに病気に冒された世界での生き残りのための真の対応である。製品の毒性を測るのは企業経営者たち自身だ、などとあとどのくらいのあいだ信じるべきなのだろうか。リスクを下請けに出すのを、あとどのくらいのあいだ受け入れなければならないのだろうか。いったいどこまで、常にもっと、もっと多く、と生産しなければならないのだろうか？　これはすでに見てきたことであり、現在も見ていることだが、癌に対して効果的に立ち向かうのを検討すればするほど、医学から遠ざかって政治に向かうことになる。町が望むのはなんなのだろう？　町はどのように生きたいのだろうか？　一方で、政治的措置が自然にはとられないのと、当局が危険物質の拡散を規制しようとしない、あるいは世論によってそうせざるを得なくなるまで法律を尊重しようとしない、ということがある。他方、不合理で強制的な措置の結果として環境が悪化した場合、こうした環境のなかでは生きない権利というのは、どうなるのだろうか。

癌を産む社会で生きるのは宿命ではない。勧告や禁止を待つことなどまったくないのだ。疑わしい食品や役に立たないモノを買うのを今日やめるのは、すでにそれを売る者たちの権力を制限することになる。

汚染物質だけを見ていると、これらの汚染物質があたかも発展の避けがたい代価であるかのように、それを許可し、正当化し、維持する組織全体を忘れてしまう。生産が結果的にもたらす破壊を語らずに生産を評価する会計は、すべてまやかしである。なぜならば、健康や環境での損害は膨大ではかり知れないのだ。毎年15万人が癌で死亡するということは、経済戦争における市民という損失であり、みなに受け入れられている。しかし、不平等に振り分けられた「快適さ」という名の下に、重い負担が一部の人々にかかっているのだ。

近い将来は別の星に資源を探しに行かねばならないだろうという無限の成長願望、限りない発展への熱望、市場の征服・拡大欲など、どうしたらいまだに信じられるというのだろう。

ドン・ファンは、「私はアレクサンダー大王のように愛の征服を拡大できるように、別の世界があったらよいと願う」と、その征服欲、猟色精神、軍事欲、商業の征服精神を一言で要約する。この経済論理は、その限界にも、その悪にも、その必要な転換にも、なんら考察することがない。宇宙はその野心を満たすためにある空間であり、永遠はその秤であり、真実はその言語であって、もしもその論理が「副次的な損害」を認めるとしても、それはあくまでも偶発的なもので、テクノロジーを礼賛し、未来に対する救世主思想に凝りかたまり、「もの新しさ」と進歩を混同し、あいもかわらぬ科学至上主義的な発言を検討しなおすことをしない。

かつて、衛生の改善や新たな発見のおかげで結核やコレラに打ち勝つことができた。今日、その経済論理の歪んだ作用のせいで、進歩の恩恵が消えてしまうとき、進歩と呼ばれるものを「熱いまなざし」で願うべきだろうか。医師たちは「明るい未来」の談話から、またアナーキーな治療から、ようやく一線を画するようになるだろうか。今日、たしかに寿命は伸びているが、伸びつづけるだろうか。今日の老人たちは頑固な有機汚染物質が蔓延する以前に生まれており、彼らの親たちの身体はダイオキシンもＤＤＴも含んでいなかったのだ。

問題はイデオロギー的な分裂をはるかに越えている。毒物使用の一時停止が公布されて、そのとき、化学すべて、石油すべて、原子力すべての巨人がただの張子の虎であったと気づく……と想像するのは非現実的だろうか。

「アメリカ人のライフスタイルは交渉されない」とＧＷ・ブッシュは警告したが、それは、京都議定書は拘束をいっさい正当化できないという意味である。これによって、明快な優先事項がいくつか少なくなった。そうだ、消費者はキャディを押しながら、おそらくは豊かさのために支払う用意があるのだから、結局のところ、癌の予防は義務的な優先事項ではないということか。その結果として引き受けるべき損害は、おそらく哀れな大惨事よりは価値があるのだろう。しかし、産業文明というタイタニック号に救命ボートはないことを、万人がただちに表明すべきだろう。ミッシェル・フーコーは、囚人の願いである刑務所での追加のシャワー、または刑務所の中庭でのもう少し長い散歩という「馬鹿げた要求」を例に挙げている。もうちょっと待ってください、刑の執行人殿。もうちょっとのトリートメントをお願いします、お医者さん。

いちばん重要な課題は、もっと治療を、もっと効く薬を、あるいは研究費にもっと大きな予算を、と掲げることではなく、癌をもっと減らそう、と力を込めて要求することである。

２００３年12月

付記

「癌をもっと減らそう」と、２００３年に私たちは書いた。つまり、予防的展望として、ずっと少ない発癌物質を、という意味であった。しかし現実は変わる様子もなく、同じ原因、同じ結果を示している。癌は数の上で増えている。２００２年の評価では、世界で１１００万人がやられており（１９８０年は６００万人）、７００万人が死亡している。地域的にも拡大している。先進国では、死亡率は安定しているか減少しているが、「発展途上国」と言われる国々では増加している。西洋風ライフスタイルの一般化で犠牲になっているのと、危険物の輸出またはリスクのある活動による。もし発癌物質とその普及に対して何もなされないならば、先進国でも開発途上国でも癌罹患率は逃れようのない進行を見なければならないだろう。[*1]

透明の壁で害毒の進行をストップすることは明らかにできないとしても、断固とした措置によって少なくとも流れを変えることは可能だろう。２００７年、朗報を一つも伝えられないまま、検診の普及や新しい治療法は、逆説的にこの疾病にほとんど天文学的スケールを与えている。したがって、優秀な望遠鏡は宇宙の果てを示さず、逆に新しい銀河を示すことになる。

たとえば乳癌は、より優れた診断を下されると同時に、より早期に検知されて、おそらくはずっと頻繁に治癒されているのだが、ますます若い女性のあいだに癌が見つかっている。２００６

＊1. A.J.Sasco, *Cancer, environnement et population à l'heure de la mondialisation*（グローバリゼーションの時代の癌と環境と住民）、腫瘍学（2007）9：380-391。

年、10人に一人がやられているが、まもなく7人に一人になると推定されている。

小児癌の進行はゆっくりと規則的であり、認定されて、宿命の時代は終わった。ヴァンセンヌの幼稚園周辺での論争以来、内部環境の汚染または殺虫剤を問題にする作業全般について、親たちは質問しあい、結集して、説明を求めるようになっている。

おそらくは、思想の分野がいちばん明確で早い進歩を遂げているといえる。その理由は、環境の毒性は、多くの癌の原因であってそこに議論の余地はない、とようやく判断されるようになっているからである。公の発言や、個人の行為に汚名を着せることに信憑性が失われている。この進展を物語るのは、大きな反響を呼んだ「パリ・アピール」を含む癌と環境の関係を取り上げたシンポジウムや報道であり、悪意ある批判とか、人を不安に陥れる予測と見なされていたものが、明白な事実として認められるようになった。

ジャック・シラックの癌計画が提議されたころ、「癌を産む社会」を信じる人々は、夢想家のように見なされていたが、2年後、同じシラック大統領は「環境と公害に関係のある癌をより良く予防する必要性」について強調せざるを得なくなっていた。「公害は我々の健康に新しいリスクをもたらす」と、少なくとも明確に述べられたのだ。おなじく、選挙前には「環境問題から生じる温暖化を信じていない」と宣言していたジョージ・ブッシュであったが、現在は問題に「非常に真剣に」取り組むと宣言している。幸いなことではある。しかし問題は、彼が「アメリカ人のライフスタイルは交渉可能ではない」と確信しつづけていることだ。

今日まで医学界に長いあいだ評価されず、あるいは否定されてきたことが、多くの科学者たちに認められるまでにほんの数年を要しただけで、一般の人々にもずっとよく知られるようになった。それで、政治社会で再び取り上げられ、新しい大統領が選出されると、「環境グルネル」と命名された、環境と持続的発展を話合うフォーラムが組織された。そこで予定されている結論は、個人の利益と保健行政のあいだにある両立しえない緊張を必ず世に知らしめるだろう。

もうひとつ、励まされる大きな変化がある。ＲＥＡＣＨ（欧州新化学品規制）プロジェクトの採択である。化学界のロビーによってかなり弱体化したとしても、ＲＥＡＣＨが存在する有用性はある。毎年市場に吐き出される数千もの物質が、これからはその無害性を証明しなければならなくなる。一部の人々によると、この希望を推進できたのはヨーロッパだけだという。厖大な仕事である。国際がん研究機関（ＩＡＲＣ）はその30年の活動のなかで、数万におよぶ物質のうち１０００件に満たない物質を算定したが、そのうち人間にとって発癌性があるもの１００件以上を確認し、３００件以上は発癌性が「たぶん」または「可能性あり」とされ、一件のみ完全な無害性が証明された。

国立がん研究所（ＩＮＣａ）は、癌対策計画の最初の3年を総括する３５０ページに及ぶ書類を公表した。それを要約するのがここでの目的ではないので割愛するが、この書類は、この厖大な作業周辺で最前線をいく推進力の総まとめである。検診の成功、治療の進歩または設備の増加などの列挙は、「コミュニケーション」する政府の習慣的な方法から外れず、自画自賛と見られなくもないが。

おそらくは一人一人が各自できることをしているのだが、財政的行政的段階でのむずかしさや別の利害が存在しているだけに、重苦しさが感じられる現場の惰性や敵対関係によって、好ましい条件で努力が払われているとは言えない。「政府が約束を果たすために、政府に圧力をかけつづけなければならない、と全国胃腸学団体の前ディレクター、ジャン＝ピエール・バデ教授は述べる。首都を含む15県ではまだ書類が滞っている。大腸癌、直腸癌の組織的な検診はまだ実施段階である。以前は厚生総局がこの件を担当していた。責任は以後ＩＮＣａに移る。一方、ＩＮＣａは署名の問題があると指摘するが、これは実際には縄張り争いである……」*2

このＲＥＡＣＨプロジェクトは、それ自体は正確で、「予防」の章でタバコに11ページを当て、「職業・環境」要因には４ページしか費やしておらず、全国保健環境計画に下駄を預けているが、まもなく「調査の決定」を可能にする「歩み寄り」を伝えている。

ノール県、イル＝ド＝フランス地域圏、ジロンド県は、記録が新たに3件発表されて、癌の監視にいくつかの改善が期待できる。そこでも現場の障害やバラバラに構成された一部のチームの抵抗などがあって、手放しで楽観視はできない。フランスで歴史に学ぶことがあるとすれば、最初の記録は、問題に身を投じた頑固なプロのイニシャチブによるということだ。名誉も勲章ももたらさないが、任務の有用性を確信した人々による自主的行動である。

いずれにしても、監視が強化された公式命令は、ときとして解決よりずっと多くの問題を生じ

*2. サイト destinationsante.com から収集した話題 *Plan Cancer : peut mieux faire*（改善の余地のある癌対策プラン）というタイトルのニュース（2006）4 月 28 日

させる。たとえば、環境からと見なされる関係において、特別な監視に値するのはどのタイプの癌とすべきか調査したフランス衛生監視庁（ＩｎＶＳ）の「優先される癌」報告にそれが現れている。奇妙なことに、化学物質にずっと関連のある、あるいは毒物の排除（肝臓、膵臓、膀胱、腎臓……）に関連のある癌は退けられており、逆に、タバコ（肺）、アスベスト（胸膜）、太陽（黒色腫）のように、原因がずっと明確に特定され、すでに克服されている癌に便宜が図られている。なぜ、すでに知られている癌の観察を優先させてしまうのだろうか？　なぜ、乳癌、甲状腺癌、睾丸腫瘍、前立腺癌など、つねに増加しつつありながら、内分泌腺を妨害するものと関係があると疑われているものは後まわしにされるのだろうか？

内分泌腺に混乱を引き起こすものについて、殺虫剤やフタレートなど、洗剤、化粧品、プラスチックなどに使われている物質にあらためて注意が向けられ、胎児のときにこうした物質の曝露を受けると、成人になって健康に変調をきたし得ると論証されている。したがって、これらの有害物質はつねに母親の血液中に存在するので、妊娠期間に探すべきもの、つまり乳癌、睾丸腫瘍など一部の癌の原因の究明は30年後！　ということになる。*3

一方、カン大学のセラリニ教授のチームは、２００７年5月、人気の除草剤「ラウンドアップ」には、ヒトの胎児の細胞に対して、これまで知られていなかった有毒な影響があることを指摘した。ここでもまた性ホルモンの混乱が問題となっており、この影響は通常使われる量に見られるのだ。

＊3. R.Slama, B.Jégou, S.Cordier, *Nouvelles avancées dans l'étude de l'environnement sur la santé reproductive masculine*（男性生殖活力に関する環境調査の新しい前進）疫学と公衆衛生定期刊行物（2006）54

こうして、タバコが癌の原因として、むずかしい論争を引き起こして50年しか経っていないところに、喫煙者個々の行為はもはや調べなくなり、突如として全体的な汚染を探る、環境の汚染物質に対して疑いをかけることになった。こうした出来事は多大な苦悩を予想するだけでなく、解決がむずかしい法律上の闘争も告げるものだ。

10年も前から、環境汚染物質は指摘されていたのだ。科学者たちの要求に答えるため、環境省と持続可能な開発省の活発な支援のおかげで、全国内分泌腺破壊研究プログラム（ＰＮＲＰＥ）が２００６年に始動した。フランスで唯一存在するこの種の組織により、内分泌腺を混乱させる物質の影響について管轄網の調整がようやく可能になる。このプログラムはまた、ヨーロッパＲＥＡＣＨ計画の呼びかけに答えるため、不可欠な毒性テストの研究にも有利に働くだろう。私たちがこの章を書いている現時点で、ＰＮＲＰＥに資金がないために1年間中断することになったが、「別の優先問題」が決められなければ２００８年に再開される予定である。保健行政とフランスの研究競争力が足並みそろえて前進できるならば、これまでの遅れを取り戻すのはそうむずかしくはないはずだ。

また国際がん研究機関（ＩＡＲＣ）について、次の点を注記しておこう。ＩＡＲＣは毒物学者の最後のポストをすでにカットしていたが、癌予防関連研究の最後の２つの部門もカットした。また、その有名な個別研究のうち、工業製品数点の発癌性等級を格下げしたが、それに対して、独立科学者30人が共同文書で告発した。*4

＊4. J.Huff, *Industry influence on occupational and environmental health*（2007）13：107-117

「最先端の」、「刷新」または「たてなおし」、そして常なる前進を謳いながら、だれもこうした後退を説明しない。しかし、進歩に関連した発言について、計画またはチームの解体がついてまわるとき、関連産業のロビーがすでに全力をあげて公共政策と研究に圧力をかけてきたことを思い出さずにいられるだろうか。リチャード・ドールの死後も、その表（本書「沈黙とつつしみ」の章）はいまだ参考にされているが、多大な金がモンサントから（1日1200ドル）、ケミカル・マニュファクチュラーズ・アソシエーションから、あるいはダウケミカルから（2万2000ドル）、この疫学者に支払われていたことが判明した。枯葉剤や塩化ビニルなど、ひどく恐ろしい物質をなぜ彼があれほどの穏やかさで評価していた理由がずっとよく理解できるというものだ。[*5]

行政官庁がすべてを処理し、彼らに信頼をおけると考えるのはナイーブであろう。なぜならば、彼らは魔術師でもなければ神でもないだけでなく、力関係にバランスを持たせるためには、彼らが使命を負っているか、世論によって追い詰められていなければならないのだ。私たちの「見世物社会」では、話すことは行動することと混同され、スピーチはプログラムの代わりになり、すべてが群衆の気をそらすために準備されているのだ。

より優れた能力があると評判のプロに、彼らが万事うまく処理するからと請け合うがまま、公の物ごとを彼らに任せきってしまうというのは、救いの神をせっかちに信じてしまうことではないだろうか。この種の約束は、あるがままの生活に逆らわず、感知されたままの世界に逆らわない受動性を招き、批評能力の全面的な放棄を促す。このようにして、「すぐれたレシピ」はくり

＊5. L.Hardell, *American Journal of Industrial Medecine*（2007）vol.50　227 〜 233 ページ

返し料理されることになる。癌プランをモデルにしたアルツハイマー・プログラムなるものが、すでに予想されるシナリオで書き上げられる。年齢による衰えをなげき、知的生活、遊び、食事あるいはスポーツを奨励し、研究のための財力とそのコスト負担を待つ。それは間違ってはいないだろう。しかし、神経系に作用する毒物、飲料水中のアルミニウム、鉛、水銀、殺虫剤、電磁場、工業用・家庭用溶剤といった不都合な問題は避けて通ってしまうのだ。奇妙なことではないか。こうしたモノもまた、すでに癌を生み出す社会の問題であるだけではなく、すでに一部の人々が「集団自殺」と呼ぶ、全体的に差し迫った問題なのだ。

「癌の増加とは、世界の民主主義の挫折に甘んじることだ」と、サミュエル・エプスタインはパリ・アピール（訳注：2004年5月にパリで行われたユネスコの会議で、「環境の化学汚染が人体に悪影響をおよぼす」と宣言されたアピール）で警告した。国立保健・医療研究所（INSERM）のアニー・サスコにとっては「予防のために行動することは倫理的な義務である」。癌は、ひとつの病気であるだけでなく、文明と知恵の指標なのである。

2007年7月

感謝のことば

私たちは、癌専門医、医師、疫学研究者、毒物学者、獣医、社会学者、経済学者、団体または協会の責任者、ジャーナリストたちすべてに感謝の意を表します。彼らの援助、激励なしには本著は成就しなかったでしょう。

イザベル・バルディ、ベラ・ベルベオシュ、パオロ・ボフェッタ、マリアンヌ・ブリフォド、ロール・コッペル、フィリップ・ドゥギラル、フランソワズ・ガルミシュ、ブリジット・ラクール、ジャン＝フランソワ・ムゥトゥ、ジャン＝フランソワ・ナルボンヌ、ノヴァルティス、アンリ・ベズラ、アンドレ・ピコ、モーリス・ラバシュ、クロード・レイス、ジャック・リショー、アニー・サスコ、ドミニック・ストッパ＝リヨネ、アニー・テボー＝モニィ、フランソワ・ヴォロヴィッチとピエール・ヴォロヴィッチ。以上の方々の専門知識の恩恵に浴すことができました。彼らはまた私たちを歓迎し、質問に答える時間を割いてくれました。

ナタリー・バジョー、ローラン・バルビエ、ベルナール・ジラール、リシャール・レリー、ジャック・ロベール、ローラン・シュワルツ、マルク・トネは原稿を一部または全体を読み返してくれ、本書が主張する見解に必ずしも賛成していない場合でも友好的に、気づいたことを指摘してくれました。

医学の守り神のようなエリザベト・アリギ、パトリス・ミュレール、内科医組合は、こうしたテーマについて考察することを促してくれました。

アンドレ・シコレラ、ドミニク・ベルポンム、ティエリー・ジャコーは、すでに癌と環境について研究し、関連書を出版していただけに、彼らの資料を提供してくれることで、私たちの執筆を励まし、支援してくれました。

資料や、パソコン、コンタクト、子供たちの週末の宿泊所など、物質面でも精神的にも私たちを助けてくれた友人たちに感謝の意を表します。

最後に、出版者マルク・グランスタジンに感謝します。

ここに、すべての人々に感謝します。

当然のことながら、私たちだけが本書の分析について責任を負っています。

ジェヌヴィエーヴ・バルビエ
アルマン・ファラシ

補 遺

Ⅰ 国際がん研究機関（IARC）による発癌性リスク一覧（抜粋）
Ⅱ フランスにおける発癌物質リスク労働者　推定者数（Carex 調査）
Ⅲ 略号

Ⅰ 国際がん研究機関（IARC）による発癌性リスク一覧（抜粋）

（訳注：以下の抜粋リストは2003年のもの。一部の項目については、最新の情報を反映していないおそれがある。最新の分類についてはIARCのウェブサイトIARC Monographs Programme on the Evaluation of Carcinogenic Risks to Humansで確認可能）

ヒトに対する発癌性が認められる全般的評価

IARC（国際がん研究機関）の個別研究1～82巻から（885物質、混合物、曝露）（抜粋）

・グループ1：ヒトに対する発癌性が認められる化学物質、混合物、環境（88）

物質と物質グループ

アフラトキシン、自然混合［1402-68-2］（56，82巻：2002）
アスベスト［1332-21-4］（14巻，補足7：1987）
‐4アミノビフェニル［92-67-1］（1巻，補足7：1987）
ヒ素［7440-38-2］とヒ素化合物（23巻，補足7：1987）（注：この評価は個々の物質ではなくグループとして評価）
アザチオプリン［446-86-6］（26巻，補足7：1987）
ベンゼン［71-43-2］（29巻，補足7：1987）
ベンジジン［92-87-5］（29巻，補足7：1987）
ベリリウムおよびベリリウム化合物［7440-41-7］（58巻：1993）（注：グループとして評価）
クロロナファジン［494-03-1］（4巻，補足7：1987）
ビスクロロメチルエーテル［542-88-1］とクロロ・メチル・メチル・エーテル［107-30-2］（技術的特徴）（4巻，補足7：1987）

ブスルファン［55-98-1］（4 巻 , 補足 7：1987）
カドミウムとカドミウム化合物［7440-43-9］（58 巻：1993）（注：グループとして評価）
クロラムブシル［305-03-3］（26 巻 , 補足 7：1987）
メチル -CCNU（セムスチン）［13909-09-6］（補足 7：1987）
塩化ビニル［75-01-4］（19 巻 , 補足 7：1987）
シクロスポリン［79217-60-0］（50 巻：1990）
六価クロム化合物（49 巻：1990）
ニッケル化合物（49 巻：1990）
経口避妊薬の組合わせ（Vol.72 ：1990）
(注：コレラの物質は卵巣がんと子宮内膜の保護的役割を果たすと結論できるしるしもある）
経口避妊薬の常用（補足 7：1987）
シクロフォスファミド［50-18-0］［6055-19-2］（26 巻 , 補足 7：1987）
ジエチルスチルベストロール［56-53-1］（21 巻 , 補足 7：1987）
エリオナイト［66733-21-9］（21 巻 , 補足 7：1987）
エトポシド［33419-42-0］シスラプチン - ブレオマイシン併用時（76 巻：2000）
マスタードガス（硫黄含有マスタード）［505-60-2］（9 巻 , 補足 7：1987）
ヘリオバクターピロリ感染（61 巻：1994）
ヨウ素 131、原子力発電機事故、核兵器爆発（幼年期の被曝）を含む、短時間のヨウ素、アイソトープ（78 巻：2001）
メルファラン［148-82-3］（Vol.9, 補足 7：1987）
メトキサレンと紫外線 -A 照射［298-81-7］（24 巻 , 補足 7：1987）
MOPP と他のアルキル化抗腫瘍剤の併用療法（補足 7：1987）
ナフチルアミン［91-59-8］（4 巻 , 補足 7：1987）
中性子線（Vol.75 ：2000）
更年期以降のエストロゲン療法（72 巻：2000）
非ステロイド性エストロゲン様物質（補足 7：1987）（注：個々の物質ではなくグループとして評価 ）

ステロイド性エストロゲン様物質（補足 7：1987）（注：個々の物質ではなくグループとして評価 ）
タイ肝吸虫の慢性感染（61 巻：1994）
酸化エチレン［75-21-8］（60 巻：1994）
リン 32- 標識リン酸（78 巻：2001）
ウマノスズクサ属の植物を含有する薬草療法（82 巻：2002）
プルトニウム 239（プルトニウム 240 ほか別のアイソトープを含みうる）
放射壊変物のエアロゾル（78 巻：2001）
放射性核種の内部被曝（78 巻：2001）
ラジウム 224 と放射壊変物（78 巻：2001）
ラジウム 226 と放射壊変物（78 巻：2001）
ラジウム 228 と放射壊変物（78 巻：2001）
ラドン 222［10043-92-2］と放射壊変物（78 巻：2001）
太陽光曝露（55 巻：1992）
X 線とガンマ線（Vol.75：2000）
ビルハルツ住血吸虫への感染（61 巻：1994）
石英結晶（68 巻：1997）（注：クリストバル石粉塵の吸引）
アスベスト様繊維を含むタルク（42 巻 補足 7：1987）
タモキキシフェン［10540-29-1］（66 巻：1996）（注：この物質は対側乳癌のリスクを減じる物質と結論できるしるしもある）
2, 3, 7, 8- 四塩化ジベンゾ - パラ - ジオキシン［1746-01-6］（69 巻：1997）
チオテパ［52-24-4］（50 巻：1990）
トリウム 232 トレーサーの静脈投与と放射壊変物（78 巻：2001）
トレオサルファン［299-75-2］（Vol.26, 補足 7：1987）
エプスタイン・バール・ウィルス（Vol.70：1997）（要約と評価）
B 型肝炎ウィルスの慢性感染（Vol.59：1994）
C 型肝炎ウィルスの慢性感染（Vol.59：1994）
HIV-1 ウィルスの感染（Vol.67：1996）
ヒト - パピローマウィルス 16 型の感染（Vol.64：1995）
ヒト - パピローマウィルス 18 型の感染（Vol.64：1995）

ヒトT細胞白血病ウィルス1型の感染（Vol.67：1996）

混合物

アルコール飲料（Vol.44：1988）
石炭のピッチ［65996-93-2］（Vol.35：補足7：1987）
タバコと併用のビンロウジュ噛み（Vol.37：補足7：1987）
タバコのけむり（Vol.38：補足7：1987）
コールタール［8007-45-2］（Vol.35：補足7：1987）
不燃岩石混在の石炭［68308-34-9］（Vol.35：補足7：1987）
未処理あるいは粗処理の鉱油（Vol.33：補足7：1987）
フェナセチンを含む鎮痛剤（補足7：1987）
中国式塩蔵魚（Vol.56：1993）
木工粉塵（Vol.62：1995）
無煙のタバコ製品（Vol.37：補足7：1987）
煤煙（Vol.35：補足7：1987）

環境

アルミニウム精錬従事（Vol.34：補足7：1987）
オーラミンの製造従事（補足7：1987）
硫酸を含む強い無機酸ミストに常時晒される環境（Vol.54：1992）
ゴム産業に従事（Vol.28：補足7：1987）
石炭ガス製造に従事（Vol.34：補足7：1987）
靴製造あるいは修理に従事（Vol.25：補足7：1987）
コークス製造に従事（Vol.34：補足7：1987）
鉄の鋳造環境（Vol.34：補足7：1987）
赤鉄鉱地下採掘でのラドン被曝環境（Vol.1：補足7：1987）
強酸プロセスによるプロパノール製造に従事（補足7：1987）
マゼンタ染料製造に従事（Vol.57：1993）
木造家具製造環境（Vol.25：補足7：1987）
塗装専従環境（Vol.47：1989）

・グループ２A：ヒトに対する発癌性があると考えられる化学物質、混合物、環境（64）

物質と物質グループ

アリストロキア酸（自然混合）（Vol.82：1987）

アクリルアミド［79-06-1］（Vol.10：補足７：1987）

アドリアマイシン［23214-92-8］（Vol.10：補足７：1987）

アザシチジン［320-67-2］（Vol.50：1990）

ベンズアントラセン［56-55-3］（Vol.32：補足７：1987）（注：タイプ２Bかタイプ２Aへ昇格）

ベンゾピレン［50-32-8］（Vol.32：補足７：1987）

カルムスチン［154-93-8］（Vol.26：補足７：1987）

臭化ビニル？［593-60-2］（Vol.39：補足７：Vol.71：1999）

ブタジエン［106-99-0］（Vol.71：1999）

カプタホール［2425-06-1］（Vol.53：1991）

クロラムフェニコール［56-75-7］（Vol.50：1990）

プロカルバジン塩酸基［366-70-1］（Vol.26：補足７：1987）

ロムスチン［13010-47-4］（Vol.26：補足７：1987）

4–クロロ–2–トルイジン［95-69-2］（Vol.77：2000）

クロロゾトシン［54749-90-5］（Vol.50：1990）

塩化ジメチルカルバモイル［79-44-7］（Vol.12：補足７：Vol.71：1999）

シスプラチン［15663-27-1］（Vol.27：補足７：1987）

肝吸虫感染（Vol.61：1994）

ベンジジン基剤の染料（補足７：1987）

ジベンゾ（a, h）アントラセン［53-70-3］（Vol.32：補足７：1987）

二臭化エチレン［106-93-4］（Vol.15：補足７：1999）

1,2–ジメチルヒドラジン［540-73-8］（Vol.4：補足７：Vol.71：1999）

エピクロルヒドリン［106-89-8］（Vol.11：補足７：Vol.71：1999）

エトポシド［33419-42-0］（Vol.76：2000）

N-エチル-N-ニトロゥレア［759-73-9］（Vol.17：補足７：1987）

フッ化ビニル［75-02-5］（Vol.63：1995）
ホルムアルデヒド［50-00-0］（Vol.62：1995）
グリシドール［556-52-5］（Vol.77：1997）
カポジ肉腫ヘルペスウィルス No.8（Vol.70：1997）（要約と評価）
2- アミノ－3- メチルイミダゾ（4,5-f ）キノリン ［76180-96-6］（Vol.56：1993）
メタンスルホン酸メチル［66-27-3］（Vol.7：補足 7：Vol.71：1999）
5- メトキシプソラレン［484-20-8］（Vol.40：補足 7：1987）
4,4'－メチレンビス（2－クロロアニリン）［101-14-4］（Vol.57：1993）
N- メチル -N'－ニトロ -N- ニトロソグアニジン［70-25-7］（Vol.4：補足 7：1987）
N- メチル -N- ニトロソゥレア［684-93-5］（Vol.17：補足 7：1987）
ナイトロジェンマスタード［51-75-2］（Vol.9：補足 7：1987）
N- ニトロソジエチルアミン［55-18-5］（Vol.17：補足 7：1987）
N- ニトロソジメチルアミン ［62-75-9］（Vol.17：補足 7：1987）
スチレンオキサイ［96-09-3］（Vol.60：1994）
フェナセチン［62-44-2］（Vol.24：補足 7：1987）
リン酸トリス（2, 3- ジブロモプロピル）［126-72-7］（Vol.20：補足 7：1999）
紫外線 A（Vol.55：1992）
紫外線 B（Vol.55：1992）
紫外線 C（Vol.55：1992）
男性ホルモンステロイド（同化促進物質）（補足 7：1987）
ジエチル硫酸［77-78-1］（Vol.4：補足 7：Vol.71：1999）
テニポシド［29767-20-2］（Vol.76：2000）
オルトトルイジン［95-53-4］（Vol.77：2000）
α - クロロトルエン類（塩化ベンザル、ベンゾトリクロリド、塩化ベンジル）および塩化ベンゾイルの混合物の曝露［98-07-7］，［98-87-3］，［100-44-7］
塩化ベンゾイル［98-88-4］（混合曝露）（Vol.29：補足 7：Vol.71：1999）
テトラクロルエチレン［127-18-4］（Vol.63：補足 7：1995）
トリクロロエチレン ［79-01-6］（Vol.63：1995）

1,2,3- トリクロロプロパン［96-18-4］（Vol.63：1995）
ヒト - パピローマウィルス 31 型（Vol.64：1995）
ヒト - パピローマウィルス 33 型（Vol.64：1995）

混合物
クレオソート油（石炭タールからの派生物）［8001-58-9］（Vol.35：補足 7：1987）
ポリ塩化ビフェニル［1336-36-3］（Vol.18：補足 7：1987）
ディーゼルエンジンの排気ガス（Vol.46：1989）
非ヒ素系殺虫剤（撒布と適用の際の職業曝露）（Vol.53：1991）
熱いマテ茶（Vol.51：1991）

環境
美容・理容に従事（Vol.57：1993）
日焼けランプの照射（Vol.55：1992）
石油精製に従事（Vol.45：1989）
工芸ガラス製造に従事（Vol.58：1993）

Ⅱ フランスにおける発癌物質リスク労働者　推定者数（Carex調査）

フィンランド職業健康研究所　CAREX
（欧州15か国内における職業上発癌物質の曝露に関するデータベース。1990～1993年）

略号	物質名称	人数
ACAM	アクリルアミド	13403
ACID	高い硫酸含有率の無機酸ミスト	375461
ACNI	アクリロニトリル	5925
ADRI	アドリアマイシン	2714
AFLA	アフラトキシン	799
AS	ヒ素とヒ素化合物	25920
ASB	アスベスト	138111
AZAC	アザシチジン	138
AZAT	アザチオプリン	339
BCME	ビス（クロロメチル） エーテルおよびクロロ・メチル・メチル・エーテル	2250
BCNU	ビス－クロロエチル・ニトロ尿素	2076
BD	1，3ブタジエン	9584
BDYE	ベンジジン原料塗料	7027
BE	ベリリウムとベリリウム化合物	11620
BENZ	ベンゼン	69575
BNAP	2－ナフチルアミン	465
BZID	ベンジジン	1595
CMAP	クロラムフェニコール	9281
CCL4	四塩化炭素	23790
CCNU	1-（2-クロロエチル）3-シクロヘキシル-1-ニトロ尿素	636
CD	カドミウムとカドミウム化合物	22034
CERF	セラミックスファイバー	17478
CHAM	クロラムブシル	2218
CICL	シクロスポリン	1647
CISP	シスプラチン　4	733
COB	コバルトとコバルト化合物	36138
CR6	クロムⅥ化合物	67961
CYPH	シクロホスファミド	9036
CZOT	クロロゾトシン	69

DEE	ディーゼルエンジン排気ガス	410499
DES	ジエチルスチルベストロール	386
DESU	硫酸ジエチル	1248
DMSU	硫酸ジメチル 2	932
EDB	1，2－ジブロムエタン	9561
EPI	エピクロロヒドリン	11190
ETO	エチレンオキシド	13320
ETS	タバコのけむり（周囲の）	1162464
FORM	ホルムアルデヒド	307025
GLWO	グラスウール	128892
IRAD	電離放射線	22114
MCHL	塩化メチレン	58027
MELP	メルファラン	2050
MNNG	N- メチル -N- ニトロソ -N'- ニトログアニジン	600
MOCA	4,4 メチレンビス（2– クロロアニリン）	1041
MUST	マスタードガス	247
MYL	ブスルファン	865
NDEA	ジエチルニトロソアミン	6920
NDMA	ジメチルニトロソアミン	5566
NICO	ニッケル化合物	46541
NMUS	窒素マスタード	590
OCCO	複合経口避妊薬	1020
OCSE	逐次的経口避妊薬	1020
ONON	非ステロイド性エストロゲン	1020
OSTE	ステロイド性エストロゲン	1020
PAH	多環式芳香族炭化水素（周辺のタバコを除く）	117202
PB	鉛と鉛化合物、無機	135474
PCB	ポリ塩化ビフェニル（PCB）	5311
PCOT	パー・クロロ・オルトトイジンとその強酸塩	193
PCT	ペンタクロロフェノール	9794
PER	テトラクロロエチレン	140913
PHEN	ファナセチン	1402
PROC	塩酸プロカルバジン	344
RN	ラドンとその派生物	523971
SILI	シリカ、結晶岩	108164
SOL	太陽放射線	1523308
STOX	7，8-スチレンオキシド	1961

STYR	スチレン	50058
TBP	3リン酸塩（2，3-ジブロモプロピル）	124
TCPR	1，2，3トリクロロプロパン	227
THI	チオテパ	2964
TRI	トリクロロエチレン	111672
VCM	塩化ビニル	7951
WOOD	木材粉塵	177949

Ⅲ 略号

ADEME：フランス 環境・エネルギー管理庁
AFCL：フランスロビー活動指針協会
AFSSA：フランス食品衛生安全庁
AFSSAPS：フランス医薬品安全衛生局
AFSSE：フランス環境衛生安全庁
CEA：フランス原子力庁
CAREX：欧州発癌性物質曝露調査システム
CCNE：全国倫理諮問委員会
CEA フランス原子力庁
CNIID：全国廃棄物独立情報センター
CNIL：国立情報処理・自由委員会
CREDES：保健経済における研究・調査・資料収集センター
CVRS：フランス国立科学研究センター
DDASS：県福祉衛生問題担当局
DDE：県設備局
EDF：フランス電力公社
EPA：アメリカ合衆国環境保護庁
EURATOM：欧州原子力共同体
FAO：国際連合食糧農業機関
GDF：フランスガス公社
GMO：遺伝子組み換え作物
IAEA：国際原子力機関
IARC：国際がん研究機関
ICRP：国際放射線防護委員会
IGAS：フランス福祉問題監督総局
ILO：国際労働機関
INCa：国立がん研究所
INRS：全国労働災害・職業病予防研究所
INSERM：国立保健・医療研究所
InVS：フランス衛生監視庁
IRSN：放射線防護・原子力安全研究所
MEDEF：フランス経済人連合
NCI：アメリカ国立がん研究所
REACH 規則（欧州新化学品規制）
SNCF：フランス国鉄
UNSCEAR：原子放射線の影響に関する国連科学委員会
WHO：世界保健機関

著者プロフィール

ジュヌヴィエーヴ・バルビエ

パリ生まれ、フランス南西部ポーで育つ。パリ在住。パリ第十三大学医学部卒業。内科医。医学専門誌『プラティック』の編集委員（本書執筆当時）。2003年、当時の大統領ジャック・シラックが推進した「癌対策プラン」に癌の原因を減らすための野心がほとんど不在であった点にショックを受けたことが本書執筆のきっかけとなる。現在パリ近郊の健康センターで内科医、オステオパシー医を勤める。さまざまな疾病とその環境的原因について資料収集をつづける。

※オステオパシー……ギリシア語のOsteon（骨）とPathos（病理、治療）の２つを語源とする。骨のみを調整する手技とは異なり、広範囲の医学知識の元に、手を使って治療を加える。

アルマン・ファラシ

パリ生まれ、パリ近郊に住む。作家・エッセイスト。『Les poules préfèrent les cages』（メンドリたちは檻を好む）『Une semaine chez les ours』（クマたちの家で一週間）『Petit lexique d'optimisme officiel』（公式楽観主義用語集）『Bach, dernière fugue』（バッハ、最後のフーガ）『Michel-Ange face aux murs』（壁に直面したミケランジェロ）など、環境・社会問題に深く関わる作品多数。かつて環境保護グループCVN（生命と自然協定）を設立、活動した経験を持つ。

訳者紹介

天羽 みどり（あもう みどり）

東京生まれ、パリ在住。『ランプ·ベルジェ 百年の歴史』『まんがサイエンス』など翻訳。

福島第一原発事故をきっかけに佐藤栄佐久氏の存在を知る。氏の《森にしずむ都市》構想に深く共鳴。

がんを産《う》み出《だ》す社会《しゃかい》

2013年7月1日　初版第1刷発行

著　者　ジュヌヴィエーヴ・バルビエ／アルマン・ファラシ

訳　者　天羽《あもう》　みどり

発行者　比留川　洋

発行所　株式会社　本の泉社

〒113-0033　東京都文京区本郷2-25-6

電話 03-5800-8494　FAX 03-5800-5353

印　刷　亜細亜印刷 株式会社／製　本　株式会社　村上製本所

ISBN 978-4-7807-0953-7　C0047